DE L'ORGANISATION

D'UN

SERVICE DE SANTÉ

POUR LES INDIGENTS DES CAMPAGNES,

Considérée au point de vue administratif, hygiénique & thérapeutique.

Par F.-J. CAZIN, médecin à Boulogne-sur-mer,

AUTEUR DU TRAITÉ PRATIQUE ET RAISONNÉ DE L'EMPLOI DES PLANTES MÉDICINALES INDIGÈNES ;

Lauréat de la Société royale de Médecine de Marseille, de la Société des Sciences médicales et naturelles de Bruxelles, de la Société de Médecine de Gand, de la Société académique de Nantes, de la Société centrale et nationale d'Agriculture de Paris, de la Société académique de Saint-Quentin et de l'Académie de Reims ;

Membre correspondant des Académies de Montpellier, de Rouen, d'Amiens, de Reims, de la Société nationale d'Agriculture et d'Histoire naturelle de Lyon, de la Société académique de Saint-Quentin ;

De la Société médico-pratique de Paris, de l'Académie médico-chirurgicale de Ferrare ; des Sociétés de Médecine de Marseille, de Lyon, de Toulouse, de Strasbourg, de Metz, de Nancy, de Nîmes, de Caen, de Dijon, de Gand, de Poitiers et d'Angers.

Mémoire qui a remporté le prix (médaille d'or) au concours ouvert en 1852 par l'Académie de Reims.

Ut quimus, aiunt, quando ut volumus non licet.
TÉRENCE.

PARIS.

Chez LABÉ, libraire-éditeur, Place de l'École de Médecine, 23.

1852.

EXTRAIT DU PROGRAMME

des Concours ouverts à l'Académie de Reims
pour l'année 1852.

ASSISTANCE PUBLIQUE.

Donner un projet d'organisation du service sanitaire
pour les indigents des campagnes.

Ce projet devra être présenté sous la forme d'un réglement
administratif, auquel serait joint, au besoin, une instruction
explicative des points qui pourraient nécessiter des commentaires.

L'auteur, entrant dans les moindres détails pratiques de cette
organisation, devra examiner si ce service sanitaire pourrait
comprendre, en même temps que les soins à donner aux indigents, la constation des décès, les vaccinations gratuites, des
consultations régulières, etc.; indiquer comment pourrait être
établie, au presbytère, ou à la mairie, ou à la maison d'école,
une pharmacie composée des médicaments et appareils d'urgence; fixer le mode de nomination des médecins, leurs obligations, leur indemnité, etc.; indiquer quelle somme serait
nécessaire aux frais de premier établissement et d'entretien
annuel de la petite pharmacie communale, à l'indemnité du
médecin, au salaire des gardes-malades, etc.; fixer d'une manière précise comment il serait pourvu à ces dépenses, et comment serait exercée la surveillance de ce service, etc. etc.

ERRATA.

———

Pages 1, ligne 4, avant le mot *frappe*, ajoutez : LES.

— 7, ligne 29, avant le mot *résulter*, ajoutez : EN.

— 33, ligne 4, après le mot *bryone*, supprimez : DANS , et après le mot *d'épurge*, au lieu de *ou*, mettez : DANS L'HUILE.

— 44, ligne 2 de la note , ajoutez une VIRGULE après le mot *supérieure* , et supprimez *et* avant les mots *les ressources.*

— 46, ligne 12, avant le mot *ponctuellement*, lisez : EXÉCUTER.

— 55, ligne 3, après *l'humanité*, au lieu du point , mettez une VIRGULE et faites suivre la phrase.

— 61, ligne 10 de l'article 19, supprimez le mot *sanitaires.*

— 64, ligne 2 de la note , au lieu de *susciter*, lisez : NÉCESSITER.

— 66, ligne 30, au lieu de *sur*, lisez : SOUS.

———

DE L'ORGANISATION

D'UN SERVICE SANITAIRE POUR LES INDIGENTS DES CAMPAGNES,

Par M. CAZIN, médecin à Boulogne-sur-Mer.

Ut quimus, aiunt, quandò ut volumus non licet. (TÉRENCE.)

La nécessité de créer un service de santé gratuit en faveur des malades pauvres de la campagne est généralement reconnue. Tout le monde sait que l'indigent et le manouvrier, quand la maladie frappe, sont beaucoup plus malheureux dans les communes rurales que dans les villes, où l'on trouve les soins éclairés d'un médecin, la sollicitude active des institutions de bienfaisance et des associations libres de charité. Ces dernières multiplient les ressources sous l'influence de l'agglomération, et en présence d'une misère s'offrant pour ainsi dire en masse à tous les yeux. Les campagnes, privées de ces avantages, restent abandonnées à elles-mêmes. Aussi, les malades indigents y manquent-ils presque toujours, dans cet état d'isolement, des soins les plus indispensables, des secours les plus urgents.

Dans la plupart des États de l'Europe, des secours gratuits sont accordés aux malades pauvres des campagnes. En Espagne, où tant d'autres choses sont arriérées, la place de médecin cantonnal est donnée au concours et rétribuée par une répartition proportionnelle ajoutée aux contributions directes. En Allemagne, l'exercice de la médecine est organisé, en général, de manière à assurer des secours à toutes les classes, et à offrir les garanties de moralité et d'instruction qu'exigent les intérêts sacrés de l'humanité. Des médecins *fonctionnaires publics* sont salariés par l'État et forment un corps qui dépend du ministère de l'intérieur. En Angleterre, une taxe qui frappe les propriétaires ruraux, assure tous les soins possibles aux malades pauvres des villages, et sert à payer les médecins chargés du service de santé des districts.

En France, dans le département du Bas-Rhin, des médecins cantonnaux ont été créés en 1810, et mieux organisés en 1835. Cette institution qui fait le plus grand honneur au magistrat qui l'a conçue et mise en activité, a dû servir de modèle à celles du même genre établies depuis quelques années dans les départements de la Moselle, de Saône-et-Loire, et tout récemment dans le Loiret, où le conseil général a généreusement alloué un crédit de 26,000 francs pour les secours à donner aux incurables, aux vieillards invalides, et pour le service médical des campagnes.

Les médecins cantonnaux, dans ces départements, sont chargés, non seulement de traiter les malades indigents des communes rurales, mais aussi de l'inspection des enfants-trouvés en nourrice dans la circonscription, de la police médicale, de l'hygiène publique et de la statistique médicale. Ils sont, en outre, tenus de fournir à l'administration départementale tous les documents relatifs à l'exercice de leurs fonctions. Pour faciliter leur mission, il leur est délivré des tableaux qu'ils remplissent et qui abrègent le travail de leurs comptes-rendus trimestriels. Ces tableaux, au nombre de quatre, sont ainsi désignés : 1° traitement des malades indigents ; 2° visites des enfants-trouvés ; 3° vaccinations ; 4° épidémies, hygiène publique, police médicale et observations générales.

Le traitement des malades contient, en six colonnes, les divisions suivantes : 1° désignation de la commune ; 2° nom et âge du malade : 3° nature de la maladie ; 4° durée de la maladie ; 5° terminaison de la maladie ; observations particulières.

Le médecin n'inscrit que les malades traités à domicile, et indique seulement ceux qui l'ont consulté ; car, outre les visites, il donne chaque semaine, dans un lieu et aux heures qui lui conviennent, des consultations à tous les malades porteurs de certificats des maires constatant leur indigence.

Le médecin cantonnal se transporte immédiatement dans les communes où se manifestent des épidémies, y donne les premiers soins aux malades, et en informe le sous-préfet. Celui-ci y envoie sur-le-champ le médecin des épidémies de l'arrondissement, lequel prend. conformément aux instructions particulières à cette matière, la direction du service.

Pour compléter le service de santé cantonnal, pour en régulariser et centraliser l'action, un conseil de salubrité est établi au chef-lieu de département. Ce conseil exerce une surveillance constante sur tout ce qui intéresse la santé publique. Il propose à l'autorité administrative toutes les mesures de précaution, d'ordre ou de police concernant l'hygiène. Il donne des instructions aux médecins cantonnaux sur toutes les parties de leur service ; les rapports de ces médecins lui sont communiqués

Tous les ans, dans la première quinzaine de janvier, le conseil présente au préfet un rapport sur les travaux de l'année écoulée et sur les améliorations obtenues dans les différentes parties du service de salubrité. Il joint à ce rapport l'indication des travaux et des recherches à faire pour détruire les abus qui existeraient encore.

Ces divers services, dont toutes les parties bien liées attestent, dans l'ensemble comme dans les détails, l'esprit d'ordre administratif qui a présidé à leur organisation, présentent pourtant des difficultés, et ne fonctionnent pas toujours dans l'application immédiate sans irrégularité, sans obstacles, ni sans abus. Un coup d'œil rapide sur chacun d'eux suffira pour en juger.

Dans le département du Bas-Rhin, l'un des plus riches par ses ressources agricoles et manufacturières, et où l'établissement du service de santé gratuit a pu se maintenir, chaque médecin cantonnal ayant dans son exercice la circonscription d'une justice de paix, jouit d'un traitement de 600 francs, qui sont répartis entre les communes de cette circonscription, comme contribution proportionnée aux ressources de chacune d'elles. Ce traitement peut être augmenté par délibération des conseils municipaux, sauf l'approbation du préfet.

Le traitement de 600 francs est reconnu insuffisant et n'est nullement en rapport avec le pénible et ingrat service qu'on demande d'un seul médecin par canton, service exigeant l'entretien d'un cheval, qui seul absorbe la presque totalité de ce traitement (1). S'il est possible, ce que je ne crois pas, qu'un seul médecin puisse convenablement soigner les indigents malades de tous les villages d'un canton, il faut tout au moins lui allouer un traitement de 1,200 francs.

Le département ne contribue en rien au traitement des médecins cantonnaux du Bas-Rhin. Ce traitement étant tout à fait à la charge des communes, il en résulte que quelquefois il est diminué par la mauvaise volonté de certains conseils municipaux peu soucieux de leurs besoins, ou par la nécessité de pourvoir à d'autres dépenses considérées comme plus urgentes. Les communes négligent souvent aussi de faire inscrire au budget une somme pour les médicaments, par la crainte d'une allocation supplémentaire plus ou moins onéreuse. Il arrive de là que les médecins cantonnaux, pour me servir de l'expression de l'un d'eux qui a bien voulu me fournir ces détails, sont des soldats sans armes, ou des généraux sans armée.

Quoique l'institution du service de santé du Bas-Rhin soit encore loin du but qu'on s'était proposé, elle a été d'une grande utilité et continue de ren-

(1). On m'objectera que le médecin de campagne a un cheval pour sa clientèle ; je répondrai que pour une telle besogne il en fatiguerait deux.

dre des services réels. Avant sa création, les malades pauvres des communes rurales étaient à la merci du charlatanisme et de l'ignorance; ils ne sont plus aujourd'hui les dupes ni les victimes de ces deux fléaux; la médecine y est mieux faite. La place de médecin cantonnal y est donnée aux concours; les examinateurs sont le plus souvent pris parmi les professeurs de la faculté de médecine de Strasbourg.

Dans la Moselle, les médecins cantonnaux sont organisés comme dans le Bas-Rhin.

Dans le département de Saône-et-Loire, ils reçoivent dans la proportion des fonds mis à la disposition du préfet par le conseil général, une imdemnité qui ne s'élève guère au dessus du remboursement de leurs frais. La fourniture des médicaments est à la charge des communes. D'une part, l'indemnité accordée aux médecins, si elle n'a été augmentée, est insuffisante, et, d'autre part, les communes ne veulent pas toutes profiter d'un bienfait qui met à leur charge les médicaments fournis par un pharmacien que l'administration désigne. Ce refus est justifié jusqu'à un certain point. Si, en effet, pour ce qui concerne la pharmacie, l'administration départementale *a craint de s'engager dans des dépenses* dont elle ne pourrait mesurer l'étendue (ce sont ses propres expressions), les communes ne sont-elles pas autorisées à alléguer les mêmes raisons, puisqu'elles ne peuvent non plus, même approximativement, *mesurer l'étendue de ces dépenses*, variables comme les éventualités qui les nécessitent, et qui doivent considérablement augmenter pendant le règne des épidémies ?

Relativement au service médical proprement dit,
il est de la dernière évidence que si la fortune permet à quelques médecins de campagne de se livrer
gratuitement à ce service avec le dévouement que la
souffrance et la misère inspirent à toutes les personnes qui, par état ou par inclination, sont appelées
à soulager les malheureux, la plupart sont dans une
position trop peu aisée pour pouvoir accorder à la
médecine des pauvres, sans un dédommagement
suffisant, un temps péniblement consacré à leur clientèle. Cette clientèle, disséminée sur une grande étendue que le modeste praticien parcourt à cheval du
matin au soir et souvent du soir au matin, nécessite de longs voyages, une fatigue de postillon pour
visiter peu de malades, recevoir de faibles hono-
raires et vivre très médiocrement. Il n'y a pas là
exagération, je dis ce que j'ai vu, ce que j'ai moi-
même éprouvé pendant les quelques années que j'ai
exercé la médecine à la campagne.

Le département du Loiret a accordé pour le service de santé rural une somme qui lui permet, selon ses prévisions, de se charger à la fois de l'indemnité due aux médecins et de la dépense pour
fourniture des médicaments, de sorte que les communes n'ont rien à payer. Il y a certes dans cet
élan généreux tous les éléments d'une prompte réus-
site, mais aussi tous les abus d'une humanité irré-
fléchie quant au but qu'on doit se proposer, puisqu'il peut résulter pour le paupérisme un encouragement qui, comme la taxe des pauvres en Angleterre, creuserait l'abîme au lieu de le combler.
La véritable humanité consiste bien moins à répan-

dre abondamment des secours, qu'à mettre les populations pauvres à même de s'en passer (1).

(1) L'abondance des secours multiplie les malheureux. La
taxe des pauvres, si légère à son origine, s'élève maintenant à
plus de cent cinquante millions Cette taxe étant directe en Angleterre frappe les yeux et met à nu les déplorables conséquen-
ces de l'abus de l'assistance publique; mais le mal, peut-être
moins visible, n'en atteint pas moins les autres nations civili-
sées, et la France n'y a point échappé. Les sommes consacrées
par l'état au soulagement de certaines classes d'infortunes, ces
taxes qui vont alimenter les hôpitaux, ces suppléments tirés des
quêtes et des souscriptions à domicile, ces bals, ces concerts,
ces loteries, etc, au profit des indigents, des ouvriers sans travail, des salles d'asile, ne constituent-ils pas en réalité, et avec
tous ses abus, une véritable taxe des pauvres ?

Cette taxe indirecte, enfantée par une commisération douce
et respectable dans des calamités passagères, telles que celles
qui résultent d'un hiver rigoureux, menace de devenir comme
en Angleterre, une plaie dévorante. Elle calme pour un instant
la douleur, mais elle aggrave et étend le mal C'est une prime
trop souvent offerte à la paresse et à l'immoralité.

Nous sommes loin de vouloir éteindre brutalement tous les
sentiments généreux. Placé entre l'humanité qui nous fait com-
patir aux misères de nos semblables, et la science économique
qui nous montre les choses d'une manière froide et calme, nous
pensons que tout en accordant des secours aux pauvres, on
doit avec le même zèle attaquer le paupérisme dans ses véritables causes, le poursuivre dans ses racines les plus profondes.
Quiconque est inspiré par le désir sincère de faire le bien dans
les limites de la raison et de la justice, s'attachera plus particulièrement à prévenir le mal, et pensera comme nous qu'il faut
avant tout pour cela :

Une instruction élémentaire suffisante, et une *éducation morale bien dirigée*, basée sur la religion — Rendues obligatoires
pour les familles indigentes.

L'abolition à tout prix des impôts qui pèsent sur la classe
ouvrière.

Du travail : l'ouvrier qui est en état de travailler et qui ne
manque pas de travail, ne doit point obtenir de secours : celui
qui manque de pain et qui demande du travail doit trouver l'un
ou l'autre ;

Ces réflexions, suggérées par ce qui existe dans les départements dont nous venons de parler, nous amènent naturellement à l'examen de ce qui n'est qu'à l'état de projet.

Les décisions du congrès médical concernant la médecine rurale gratuite, se présentent d'abord comme ayant eu une publicité retentissante. Cette question, en effet, y a été débattue avec éclat sur le terrain de la spécialité, et élucidée par des hommes d'un mérite incontestable et dont l'opinion peut faire autorité. Dans sa séance du 8 novembre 1845 le congrès a adopté les conclusions suivantes du rapport de M. le docteur Requin sur l'établissement des médecins cantonnaux :

1° La création de médecins cantonnaux n'est pas nécessaire pour assurer le service de santé des cam-

---

Des mesures hygiéniques, surtout la salubrité des habitations, et l'éloignement, autant que possible, des causes morbifiques inhérentes aux professions.

La défense expresse de *l'emploi précoce des enfants dans les manufactures*. — Emploi qui *attaque* à la fois le corps, le cœur et l'esprit de l'enfance.

La propagation des idées de *sobriété*, de *prévoyance*, *d'économie*, et pour cela, *établissement* de *succursales* de *caisses d'épargne* dans tous les chefs-lieux de canton, de *caisses* de *secours mutuels*, de *prix annuels* de *moralité* pour les ouvriers.

Diminuer autant que possible *l'agglomération* des *ouvriers dans les villes*. — Les villes s'encombrent, les campagnes manquent de bras. « *Presque toutes les douleurs des classes ouvrières*, dit M. Blanqui, viennent de ce mouvement extraordinaire de concentration dans les villes, où mille fléaux attendent les ouvriers pour les décimer et les démoraliser sans relâche. » Pour arrêter ce déclassement : *Lever les obstacles* qui *s'opposent* aux *progrès* de *l'agriculture* et par conséquent au maintien des ouvriers dans les communes rurales qu'ils abandonnent faute de ressources.

pagnes. Elle porterait une atteinte grave aux intérêts du corps médical ;

2° Il sera créé des dispensaires ruraux ;

3° Le service médical sera fait dans ces dispensaires par tous les praticiens de la circonscription, librement appelés par les malades pauvres ;

4° Les pauvres de la campagne qui auront des maladies impossibles à traiter à domicile seront adressés à un hôpital de département, et là traités aux frais du budget départemental.

Ces propositions très simples et brièvement formulées, semblent au premier coup d'œil, devoir être adoptées, comme en effet, elles l'ont été par le congrès. Toutefois, passons-les rapidement en revue et osons-les apprécier à leur juste valeur.

Je pense avec le congrès médical, que l'on peut se passer des médecins cantonnaux tels qu'ils sont organisés dans les départements où ils existent depuis quelques années. Etablir, en effet, un service exclusif dépendant directement de l'autorité supérieure et se rattachant à un système complet d'organisation hiérarchique administrativement centralisé au chef-lieu de département, serait à la fois porter atteinte à l'indépendance du corps médical et à la liberté des malades pour le choix de leurs médecins. Il me paraît d'ailleurs impossible de constituer, et surtout de maintenir dans la plupart des départements, un service aussi compliqué que celui de Saône-et-Loire, ou aussi onéreux que ceux du Bas-Rhin et de la Moselle. Il faut voir les choses, non telles qu'on les désire, mais telles qu'elles sont, si l'on veut éviter de fâcheux mécomptes. Accueillir avec enthousiasme des améliorations sociales bonnes en elles-mêmes, mais non encore applicables, c'est s'exposer à les faire rejeter d'une manière absolue. Ce qui est praticable dans les villes, où tout favorise les efforts de la philanthropie, devient une utopie dans les campagnes, où les éléments les plus nécessaires manquent, faute de ressources ou de bonne volonté. Une caisse municipale presque toujours vide, l'inertie la plus complète, et quelquefois même l'opposition la plus absurde, voilà, la plupart du temps, ce qu'on rencontre, lorsque, pour faire le bien, on réclame le concours volontaire des communes rurales. Nous en avons eu la preuve dans la non-exécution de la loi sur les chemins vicinaux tant que l'application en a été confiée aux autorités municipales : les rôles étaient remplis, presque tout se faisait sur le papier, l'administration supérieure qui ne voyait pas au delà de ses bureaux, s'en contentait, et les chemins restaient impraticables ; sans la création des agents-voyers, ils seraient encore dans le même état.

Le congrès a proposé des dispensaires ruraux ; mais il n'a pas dit comment et avec quelles ressources on les créerait. La fourniture des médicaments était la question la plus importante, mais aussi la plus embarrassante : il en a laissé à d'autres la solution ; car il n'a pas dû penser que le département, au budget duquel il a cru pouvoir inscrire d'office les frais de traitement à l'hospice pour les malades qui ne pourraient être traités à domicile, prendrait encore à sa charge cette dépense. Il est rare, en effet, qu'un département veuille ou puisse agir aussi généreusement.

Le congrès médical a-t-il prétendu imposer aux médecins de campagne *librement appelés par les ma-*

lades pauvres, l'obligation de traiter ceux-ci gratuitement (1) ? Ou, ce qui est plus probable et plus juste, a-t-il pensé que ces médecins, eu égard à leurs pénibles fonctions, seraient annuellement et uniformément rétribués par le département ou par les communes ?... Dans cette dernière hypothèse, un corps médical jouissant d'un traitement qui n'augmente ni ne diminue par le plus ou moins de zèle dans la mission qui lui est confiée, apportera-t-il toujours cette bienveillante attention, cette intelligente et ponctuelle persévérance que l'émulation fait naître, que l'amour-propre entretient, et qu'une rémunération proportionnée au travail couronne ? Non, bien certainement. Il suffit d'avoir observé sans prévention le service médical de la plupart des bureaux de bienfaisance de nos provinces pour n'avoir plus là dessus le moindre doute. Les médecins de ces établissements, comme tous les médecins pénétrés de la noblesse de leur profession, ne reculent devant aucun des dangers qui, pendant les épidémies, jettent l'effroi dans les populations. Martyrs de leur dévouement, ils n'ont jamais alors d'autre motif que l'amour sacré du devoir, et souvent d'autre récompense que la satisfaction de s'être acquittés d'une mission toute de désintéressement et d'humanité. Mais s'il en est ainsi dans ces grandes calamités, avouons à regret qu'on

(1). Si les membres du congrès médical ont pensé que les médecins de campagne devaient se fatiguer gratuitement pour visiter tous les malades indigents d'un canton, il faut, à plus forte raison, proposer la suppression du traitement dont jouissent la plupart de ces messieurs pour le service si facile, si honorable, je dirai même pour quelques-uns, si resplendissant et si profitable des hôpitaux confiés à leurs soins et à leurs lumières.

rencontre rarement dans les temps ordinaires, dans les besoins de tous les jours, l'exactitude, la constance, l'abnégation, en un mot ce dévouement silencieux et ignoré qui distingue le véritable médecin des pauvres. Trop souvent de jeunes médecins, préoccupés de l'incertitude de leur avenir, se chargent avec empressement du service de santé des établissements de secours à domicile pour se créer des relations parmi les familles charitables, se faire une clientèle, et arriver ainsi au salon du riche en passant par le réduit obscur de la misère. Une fois le but atteint, ils dédaignent le marche-pied qui les a élevés, et cèdent la place à d'autres postulants fraîchement sortis de l'école.

Le congrès central d'agriculture, séant au Luxembourg, a émis récemment les vœux suivants concernant le service médical des campagnes :

ARTICLE PREMIER. — En ce qui concerne l'hygiène et la salubrité publique ;

1° Établissement d'un comité d'hygiène et de salubrité dans chaque canton, avec leurs attributions déterminées par les comités d'arrondissement établis par l'article XII du décret du 18 octobre 1848, et dont feraient partie, indépendamment d'un ou plusieurs hommes de l'art, le juge de paix, l'un des membres du clergé de la circonscription et l'un des cultivateurs du canton ;

2° Libre initiative pour les conseils en ce qui concerne soit la réunion de leurs membres, soit la délibération des mesures ou projets de réglements à soumettre à l'autorité départementale ;

3° Stricte exécution des lois et réglements sur les

inhumations, sur l'établissement et la tenue des cimetières, et, en général, sur l'hygiène et la salubrité publiques.

ARTICLE II. — En ce qui concerne le service médical :

1° Que les préfets et conseils généraux soient invités à prendre les mesures qui leur paraîtront les plus efficaces et le mieux appropriées aux besoins de chaque département pour l'amélioration du service médical et pharmaceutique des indigents dans les communes rurales ;

2° Que des encouragements et des distinctions honorifiques soient accordés aux médecins et aux personnes qui se seront consacrées au soulagement des indigents malades.

ARTICLE III. — Réitération des vœux précédemment émis :

1° Publication, distribution gratuite et admission au nombre des livres d'instruction élémentaire, de manuels d'hygiène à l'usage des campagnes, par les soins et avec les encouragements de l'administration ;

2° Conditions égales de capacités et d'études pour tous les membres à admettre dans le corps médical ;

3° Protection et encouragement aux associations particulières, religieuses ou laïques, ayant pour but le soulagement des malades dans les communes rurales

Le congrès central d'agriculture, en émettant ces vœux, n'a fait que poser la question d'une manière analytique, sans données pratiques. Il reste à la développer, à la discuter, à l'élaborer, à l'amener à l'état d'application. Cette tâche est réservée aux hommes spéciaux qui , pénétrés des idées de bienfaisance et familiarisés par état avec tout ce qui s'y rattache, peuvent à la fois embrasser largement l'ensemble des choses et descendre avec sagacité dans les moindres détails. C'est à l'œuvre humanitaire de ces hommes que je viens aujourd'hui m'associer. Quelque faible que soit ma participation, je m'estimerai heureux si elle peut contribuer à dissiper un doute , à éclairer un point , à lever une difficulté dans un projet dont la réalisation serait pour les campagnes un des bienfaits les plus dignes de la reconnaissance publique.

Dans la création d'un service de santé rural , il faut procéder par des moyens simples , adaptés à l'état actuel des localités et employés dans les limites du possible. Vouloir faire plus , c'est faire moins, ou même ne rien faire. Ici surtout le mieux est l'ennemi du bien. C'est à chercher purement et simplement le bien que nous devons d'abord nous appliquer. Le mieux, marchant à pas lents, mais surs , en sera plus tard la conséquence naturelle , le complément nécessaire.

Les communes rurales, comme je l'ai dit plus haut, n'agissent jamais spontanément pour améliorer leur position. Elles reconnaissent les avantages d'une amélioration produite, achevée, et en jouissent avec gratitude. Cependant, ce résultat même ne les porte pas à augmenter leur bien-être, et quand elles y sont forcées, elles ne s'acquittent, en général, que difficilement et incomplètement des obligations qui leur sont imposées à cet égard. Il faudrait donc que l'action partît d'un centre commun et se répandît dans les villages chargés d'en propager les bienfaits, de tout rapporter à une organisation bien ordonnée dans ses diverses parties et uniformément dirigée sur tous les points.

A cet effet il serait créé :

1° Une caisse de bienfaisance affectée au service des indigents malades des communes rurales, à laquelle ces communes contribueraient pour la moitié ou les deux tiers, suivant leurs ressources, et le département pour le reste (1). Cette caisse serait confiée au percepteur des contributions directes résidant au chef-lieu de canton ;

2° Une commission cantonnale de bienfaisance composée de cinq membres, présidée par le juge de paix ou le membre de la chambre d'agriculture, qui en ferait de droit partie, et, à leur défaut, par le membre le plus âgé. Les autres membres de cette commission seraient nommés par les communes, au scrutin secret et à la majorité relative des suffrages, ils seraient renouvelés par tiers tous les ans. Les membres sortants seraient désignés par le sort pendant les trois premières années, et ensuite par rang d'ancienneté. Ils seraient indéfiniment rééligibles ;

3° Une commission communale de charité dans chaque village, composée du maire, du curé et d'un conseiller municipal ;

(1). Les communes intéressées s'imposant elles-mêmes, il ne serait point à craindre qu'elles abusassent de ce droit. D'un autre côté, elles ne reculeraient pas devant l'obligation de sacrifices suffisants, attendu que le département proportionnerait toujours ses efforts aux leurs. — La répartition de la contribution, faite en assemblée générale serait proportionnée aux ressources de chaque commune; et il résulterait de cette sorte de caisse mutuelle l'assurance de secours et de soins égaux pour le village le plus pauvre comme pour le plus riche.

4° Un service médical (médecins de charité, phar-
macies, sages-femmes).

La *commission communale* se réunirait tous les trois
mois, présenterait la liste des pauvres au conseil municipal, qui la discuterait, l'arrêterait en session
légale, et la transmettrait à la commission cantonnale.
Elle choisirait parmi les journalières deux ou trois
gardes intelligentes pour les cas où la famille serait
insuffisante, ou peu apte à soigner les malades,
(surtout dans les cas graves) (1). Elle s'occuperait,
de concert avec les médecins, de l'hygiène publique
et même privée ; elle veillerait à la salubrité des
logements, qu'elle ferait surtout aérer ; signalerait
le danger de l'entassement de plusieurs individus dans
des locaux malsains ou trop étroits ; celui de faire
coucher dans le même lit, les enfants et les vieillards ; ferait connaître les inconvénients des eaux
stagnantes près des habitations ; obligerait, conformément à la loi, à l'enterrement des animaux morts,
qu'on laisse presque toujours exposés à l'air, qu'ils
corrompent par leur putréfaction ; veillerait à l'exécution des lois et règlements sur les inhumations,
sur la tenue des cimetières ; distribuerait des préceptes d'hygiène et en ferait même la lecture, etc.

Cette commission, d'après l'avis du médecin, dé-
livrerait des bons pour la viande, le vin, etc. Elle
remplirait, à cet égard, les mêmes fonctions que les
bureaux de bienfaisance.

Les médecins de charité fourniraient chaque trimestre

____

(1) On pourrait ainsi, pour quelques sous par jour, procurer
aux malades indigents des soins que les relations habituelles et
l'analogie de position rendent plus efficaces.

2

la liste des malades qu'ils auraient traités. Cette liste, présentée à chaque session municipale, contiendrait le nom de la commune, le nom et l'âge du malade, le genre, la durée et la terminaison de la maladie. Ils fourniraient également, mais seulement chaque année, la liste des individus qu'ils auraient vaccinés.

La *commission cantonnale* s'assemblerait aussi tous les trois mois pour former ou réviser la liste générale des pauvres, prendre connaissance des renseignements fournis par les commissions communales et par les médecins de charité, et proposer les améliorations à apporter au service, tant dans son ensemble que dans ses détails.

Copie de la liste générale des pauvres serait donnée aux médecins.

Les états trimestriels de chaque commune, joints aux renseignements hygiéniques locaux, offriraient à la fin de l'année un travail tout fait, simplifié par la division, et dont la commission cantonnale coordonnerait les diverses parties pour en former un état synthétique complet, et établir ainsi la base du rapport général qu'elle serait chargée de présenter sur le service de la circonscription rurale de santé.

La *commission cantonnale* et les *commissions communales* se réuniraient chaque année en assemblée générale, pour prendre connaissance, d'après les documents dont nous venons de parler, de toute l'administration de bienfaisance pendant l'année écoulée ; faire la répartition de la contribution proportionnelle des communes pour la caisse de charité (1) ; arrêter

(1) S'il existait des conseils cantonnaux, cette répartition rentrerait dans leurs attributions.

les mesures propres à assurer le service pendant l'année suivante; signaler et faire disparaître les causes
morbifiques; indiquer les moyens physiques et moraux tendant à diminuer le nombre des indigents, etc.

Les délibérations de l'assemblée générale et toutes
les pièces propres à éclairer l'autorité seraient transmises au préfet, qui les mettrait sous les yeux du
conseil général pour l'allocation au budget départemental de la somme destinée aux caisses cantonnales de bienfaisance.

Les pauvres qui ne pourraient être traités à domicile seraient admis à l'hospice du chef-lieu d'arrondissement ou du lieu le plus voisin, à la charge de
la caisse de charité. Cette circonstance ne se présenterait guère que dans les cas de blessures graves,
dans ceux qui nécessiteraient de grandes opérations
chirurgicales, ou lorsque le malade se trouverait dans
un isolement complet.

Dans la plupart des départements, les journées
d'hospice sont ordinairement d'un franc. En pareils
cas, il en coûterait beaucoup plus pour les soins à
domicile, et l'on ne pourrait d'ailleurs réunir les
conditions que les grandes opérations ou les panse-
ments de blessures graves exigent impérieusement.

Toutefois, malgré ces avantages, applicables seulement aux cas exceptionnels que nous venons de
désigner, il faudrait, autant que possible, restrein-
dre les admissions à l'hospice. L'indigent malade,
surtout dans les campagnes, éprouve de la répugnance
à se séparer de la famille pour aller dans un hôpital recevoir des secours étrangers. « Certains indigents, bien qu'isolés, bien que dénués de tout, dit

M. Félix Hatin, préfèrent encore la solitude et la pau-
vreté de leur demeure au confort de l'hôpital. — Leur
habitation est un galetas, leur coucher un fouillis
de haillons. Ils n'ont ni linge, ni couvertures, ni vête-
ments, ni ustensiles de ménage... N'importe... Ils
sont chez eux. — Ils voudraient y rester, y vivre, y
mourir...

» Cependant, en présence de tant de misère, on est
bien forcé de leur conseiller d'aller à l'hôpital.

» Mais c'est le plus petit nombre qui est dans cet
état de dénuement absolu. La grande majorité a le
mobilier indispensable, une famille et quelques relations d'amitié. — Si cependant les indigents, même
placés dans ces conditions, vont encore à l'hôpital,
c'est que les soins à donner aux malades interrom-
pent forcément le travail, et que le travail est leur
unique ressource. Que faudrait-il à ceux-là pour les
retenir à la maison ? une garde-malade pendant le
jour. Le soir venu, la famille reprendrait son zèle,
et le pauvre souffrant, aussi bien qu'à l'hôpital, n'aurait pas la douleur de se voir livré tout entier à des
mains étrangères (1). »

Prise au point de vue des rapports sociaux, l'assistance à domicile a encore une supériorité que je
ne puis mieux faire sentir qu'en mettant sous les yeux
du lecteur ce que dit à cet égard l'honorable médecin (Félix Hatin) que je viens de citer : « Elle n'im-
pose aucune séparation douloureuse, elle respecte et
resserre les liens de la famille, tandis que c'est tout
le contraire pour l'admission dans les hôpitaux.

(1) *L'observation*, journal de méd. et de chir. pat. 2me année,
p. 249 et 250. — Quelques mots sur le service médical de l'assistance publique, etc.

« Exiler, en effet, du domicile commun, abandon-
ner à des mains étrangères celui des siens que la maladie vient de frapper, n'est-ce pas là un acte contre
nature et anti-social au premier chef?

» Tout ce qui peut atténuer la répulsion instinc-
tive que chacun éprouve pour cet acte odieux, tout
ce qui tend à le rendre familier, à lui fournir une
excuse, un prétexte, est une atteinte portée aux bonnes mœurs, un encouragement donné aux mauvais
penchants, un appel à l'égoïsme, à la cupidité, à
l'ingratitude, à la désaffection.

» L'assistance dans les hôpitaux, qui nécessite et
excuse cet abandon, a donc contre elle de blesser la
morale publique dans ses sources les plus profondes,
dans les affections de la famille, dans les devoirs
réciproques de ses membres les uns envers les autres.

» Prise au point de vue philanthropique, l'assistance à domicile a encore l'avantage sur l'assistance
dans les hôpitaux.

» Quels que soient le grandiose ou l'élégance de
ses proportions, le luxe de sa propreté, le conforta-
ble de ses dépendances, un hôpital est une demeure
insalubre ; son atmosphère seule est une cause de
maladie. Elle exige, pour être supportée, un véritable acclimatement.

» Les chirurgiens de Paris le savent bien et ne
pratiquent jamais une opération qui peut être diffé-
rée, que lorsque le patient s'est habitué à l'air de
la maison. N'est-ce pas convenir que ceux qu'on est
obligé d'opérer immédiatement ont contre eux, en
outre des dangers de l'opération, les chances con-
traires attachées à l'atmosphère de l'établissement.

» Ces chances sont quelquefois si désastreuses qu'elles dépassent de beaucoup en gravité le mal pour lequel on est venu les braver. Tel est entré pour une entorse, et s'en retourne borgne , si ce n'est aveugle. Tel autre n'avait qu'une bronchite et contracte une petite vérole qui le défigure, ou une fièvre typhoïde qui l'emporte.

» Dans les cas les moins malheureux , la maladie est toujours allongée par l'air du lieu, la convalescence plus tardive, le rétablissement plus incertain (1). »

Ces lignes, dictées par un sentiment d'humanité et par une conviction que je partage , me dispensent de parler des hospices cantonnaux que quelques philanthropes ont proposé d'établir pour les malades indigents des campagnes. Bien que les petits hôpitaux soient loin de présenter, sous le rapport de l'insalubrité , les inconvénients graves que vient de signaler M. Félix Hatin , les raisons morales qu'il a exposées étant applicables à tous les établissements de ce genre, il reste démontré que l'assistance à domicile doit être, autant que possible , préférée et encouragée.

Le conseil cantonnal admettrait pour remplir les *fonctions de médecins de charité* tout praticien légalement reçu, offrant des garanties de moralité , et qui s'engagerait à donner assidûment ses soins aux indigents malades de la circonscription rurale (2). Ces

(1) Loc. cit., pages 248 et suiv.

(2) On objectera sans doute que la plupart des médecins de campagne ont peu d'instruction. Cela est vrai; mais beaucoup ont acquis , après quelques années d'exercice , un *bon sens pratique* dù, peut-être à un état d'isolement qui les livre à l'observation, élément primitif et base fondamentale de l'art. Quelques-uns parviennent à gagner ainsi en profondeur ce qui leur manque en étendue, quoiqu'ils n'aient pour guide, le plus souvent, qu'un journal succinctement rédigé et à bon marché : Ils sont à l'égard de beaucoup de docteurs de nos cités populeuses,

derniers auraient ainsi le choix libre parmi les hommes de l'art attachés au service de santé gratuit. C'est justice pour le malade comme pour le médecin. Celui-ci a autant de droits à la clientèle pauvre que celui-là au choix du médecin que la confiance lui désigne. S'il est pénible pour l'un de ne pouvoir traiter les malheureux qui réclament ses secours, il est peu charitable d'imposer à l'autre des soins antipathiques qui ajoutent à ses maux au lieu de les adoucir. Qui ne sait que le médecin guérit autant par la confiance qu'il inspire que par les médicaments qu'il prescrit?

D'autres avantages résulteraient encore de cette généreuse latitude. Le service étant partagé entre la plupart des praticiens des cantons, parce que la plupart tiendraient à honneur d'y participer, de s'associer à une bonne œuvre, deviendrait d'autant plus facile qu'il serait plus divisé, et les malades, ayant à leur disposition plusieurs médecins, seraient plus promptement secourus et mieux soignés. Il suffit, en effet, de la plus simple réflexion sur le temps que demande la médecine des campagnes, pour être convaincu de l'insuffisance d'un médecin par circonscription de justice de paix. Les patients, en raison de l'absence fréquente de ce dernier et des distances à parcourir, attendraient longtemps avant d'avoir les

ce que sont les cultivateurs de nos campagnes comparés aux savants agronomes de nos sociétés d'agriculture.

On peut appliquer aux médecins de campagne devenus praticiens par la pratique, ce passage de Baglivi : « Il y a des hommes très médiocrement instruits, chez qui l'on trouve cet admirable instinct qui leur révèle sur le champ la nature d'une maladie et la médication qui lui convient ; instinct qui ne laisse pas de faire défaut à d'autres hommes remplis de science. » (*Méd. pratiq. de Baglivi, traduct. du dr Boucher, Paris,* 1851.

premiers secours , et la négligence serait le résultat inévitable d'une trop grande besogne.

Le service ainsi réparti serait pour le médecin de campagne une honorable mission qui , en étendant ses bienfaits , ajouterait peu à ses occupations ordinaires. En parcourant les villages, il pourrait en même temps visiter le pauvre et le riche : grâce aux ressources qu'une institution de bienfaisance peut seule offrir, il serait relativement aussi utile à l'un qu'à l'autre (1).

L'indemnité à accorder à chaque médecin de charité serait arrêtée tous les ans dans l'assemblée générale tenue au chef-lieu de canton. Cette indemnité, fournie par une allocation spéciale portée au budget de la caisse de bienfaisance rurale , serait proportionnée au nombre des voyages , aux distances parcourues , aux soins donnés , constatés par les rapports des commissions communales et ceux des médecins eux-mêmes. Il serait, en outre, décerné des primes d'encouragement et des médailles en argent, en vermeil et en or aux praticiens qui se seraient distingués par leur zèle , leur dévouement , leur humanité (2).

(1) « Ce ne sont pas les médecins qui manquent à l'assistance publique, mais bien l'assistance publique qui manque aux médecins. » (M. le docteur AMÉDÉE LATOUR , *l'Union médicale*, 11 octobre, t. v. p. 480.)

(2) « Si le paresseux et le malhabile , dit l'abbé de Saint-Pierre, ont la même récompense que le laborieux et l'habile , il n'y a plus d'émulation, plus d'application; tout tombe dans la nonchalance, et bientôt après dans le désordre. » (*Les rêves d'un homme de bien*; Paris 1775 ; Projet d'organisation de la médecine des pauvres, p. 296.)

D'un autre côté, il ne faut pas que les justes intérêts des médecins soient sacrifiés aux prétentions d'une injuste philanthropie. Trop souvent, en pareil cas, par une économie mal entendue, ou

Les longs services seraient recommandés, comme pour les médecins des hôpitaux et ceux de l'armée, à la bienveillance du gouvernement, dispensateur des récompenses nationales.

Les médecins qui, renonçant aux avantages intellectuels et aux agréments des villes, se condamnent aux pénibles fonctions de la pratique rurale, méritent bien une rémunération dont l'effet, en définitive, tourne encore au profit de l'humanité par l'émulation qu'elle excite.

Il est une chose très importante, complètement négligée dans les campagnes, de nature pourtant à appeler toute l'attention de l'autorité administrative et que l'on devrait annexer au service de santé cantonnal : c'est la constatation de tous les genres de mort par un homme de l'art. La loi n'exige pas la visite du médecin pour vérifier le décès dans les cas ordinaires. L'officier de l'état civil, qui devrait à cet effet se transporter sur les lieux pour s'assurer au moins de l'identité de l'individu, se contente de la déclaration de deux témoins aussi étrangers que lui à la connaissance de l'homme physique.

dans l'unique intention d'épargner au riche une partie de ce qu'il est obligé, selon les principes sociaux et religieux, de donner pour l'entretien du pauvre, on diminue autant que possible l'allocation destinée au service médical, on exploite le médecin, on le fait marcher gratuitement ou on le rétribue d'une manière insuffisante et presque ridicule. Si un traitement fixe anéantit l'émulation, la non appréciation ou l'oubli des services rendus, serait indubitablement un germe de découragement, de relâchement et de négligence.

L'on pourrait attacher les médecins à l'administration de bienfaisance rurale par un traitement fixe très minime, et leur accorder chaque année, sur une allocation spéciale divisée en sommes décroissantes, une indemnité proportionnée pour chacun d'eux au travail impartialement constaté par les commissions réunies. C'est un moyen mixte qui peut avoir ses avantages.

Il est donc bien reconnu qu'aucune sécurité n'existe dans l'état actuel de la législation sur la certitude de la mort, et que l'on reste dans l'ignorance la plus complète des causes qui ont pu la produire. Si elle n'est qu'apparente, le défaut de secours la rendra réelle, et exposera même à l'affreux malheur de l'inhumation avant l'entière extinction de la vie. Il est incontestable qu'un grand nombre d'individus ont été enterrés vivants et qu'ils sont morts dans la tombe, en proie aux angoisses les plus déchirantes. L'exhumation générale faite à Paris au cimetière des Innocents, en présence d'une commission dont Thouret faisait partie; a fourni à cet égard des preuves si convaincantes que ce dernier, au rapport de Degenettes, fut tellement frappé de tout ce qu'il avait vu, que la crainte d'être exposé un jour à lutter dans la tombe contre des obstacles invincibles, lui fit prendre les précautions les plus étranges pour éviter un pareil supplice.

Winslow, après avoir été condamné deux fois par son médecin à être enseveli, pria ceux qui devaient le voir dans le même état que les sujets dont il parle dans sa *Dissertation sur l'incertitude de la mort*, de ne négliger pour lui aucun des moyens qu'il propose en pareil cas pour rappeler à la vie.

Bruhier d'Ablincourt (1), MM. Vigné (2) et Julia de

---

(1) *Dissertation sur l'incertitude des signes de la mort et l'abus des enterrements et embaumements précipités;* Paris, 1752. Cet auteur cite cinquante-deux personnes enterrées vivantes et ouvertes avant la mort, cinquante-trois revenues spontanément à la vie lorsqu'elles étaient ensevelies, soixante-douze réputées mortes sans l'être.

(2) *Traité de la mort apparente;* Paris 1841.

Fontenelle (1) ont rapporté un grand nombre d'exemples de prétendus morts, rappelés à la vie spontanément, accidentellement, ou par le secours de l'art.

Si, comme cela peut surtout arriver dans les habitations rurales isolées, la mort a été causée par le
poison ou par une violence quelconque, le défaut
d'exploration du corps par un homme de l'art viendra
couvrir le crime d'un voile impénétrable.

(1) *Recherches médico-légales sur l'incertitude des signes de la
mort, les dangers des inhumations précipitées, les moyens de
constater les décès et de rappeler à la vie ceux qui sont en état
de mort apparente;* Paris 1834. — Cet auteur dit avoir recueilli
plus de deux cents faits semblables, tant anciens que modernes,
la plupart se rattachent à des maladies qui simulèrent la mort,
telles que l'hystérie, la léthargie, l'asphyxie, etc. On trouve dans
son ouvrage l'observation suivante qu'on peut regarder comme
une des plus curieuses dans ce genre :

« M. Rousseau, de Rouen, avait épousé une femme de quatorze
ans, qu'il laissa en parfaite santé pour faire un petit voyage à
quatre lieues de la ville. Le troisième jour de son voyage, on
vint lui annoncer que s'il ne part promptement, il trouvera sa
femme enterrée. En arrivant chez lui, il la voit exposée sur la
porte, et le clergé près de l'enterrer. Tout entier à son déses-
poir, il fait porter la bière dans sa chambre, la fait déclouer,
place la défunte dans son lit, lui fait faire vingt-cinq scarifica-
tions par un chirurgien ; à la vingt-sixième, plus douloureuse
sans doute que les autres, la défunte s'écrie : ah ! que vous me
faites mal ! On s'empresse de lui prodiguer les secours de l'art.
Cette femme a eu depuis vingt-six enfants. »

Je ne puis, au risque de m'étendre trop sur le même sujet,
passer sous silence un fait de mort apparente qui s'est offert à
mon observation en 1814.

Madame Duflos, ancienne garde-malade, âgée de soixante
ans, était, disait-on, morte d'apoplexie depuis environ une heure
et déjà ensevelie lorsqu'on m'appela pour délivrer le certificat
de décès à présenter à l'officier de l'état civil.

Les signes de la mort ne me paraissant pas assez prononcés,
je fis aussitôt ôter le drap qui enveloppait et comprimait le corps

Il est donc de la plus grande nécessité de faire constater tous les décès dans les communes rurales par
les médecins qui exercent légalement, ou mieux, par
ceux qui auraient accepté les fonctions de médecin
de charité (1). Dans cette vérification on relaterait
l'identité de l'individu, la réalité de la mort, le caractère de la maladie ou les causes apparentes quel-

et ayant placé ce dernier sur un matelas, au milieu de la chambre, la tête et les épaules élévées, à l'aide de deux chaises
renversées, je l'examinai plus attentivement. je crus sentir un
léger mouvement au cœur ; je me hâtai de mettre en usage
tous les moyens propres à réveiller un reste de vitalité (Fric-
tions à la région précordiale avec l'eau de cologne, et sur tout
le corps, avec un mélange d'eau-de-vie et d'ammoniaque
étendu dans l'eau tiéde, titillation dans les narines, la trachée
artère ; lavement avec le sel commun et la poudre de semence
de moutarde, frottement à la plante des pieds avec une brosse
rude, vapeur d'ammoniaque dans les voies aériennes, etc, etc.)

Après une demi-heure environ, je vis avec une indicible
émotion, de légères contractions des lévres et un peu d'écume
sanguinolentes sortir de la bouche et des narines. Je sentis au
cœur des mouvements plus prononcés ; les joues prirent une
teinte légérement rosée, les yeux s'entr'ouvrirent, la respiration
se rétablit graduellement, la circulation prit plus de force, le
pouls se fit sentir ; la malade recouvra peu à peu l'usage de ses
sens, et jouit enfin de tous les attributs de la vie.

Madame Duflos, rétablie au bout de quinze jours, vécut encore dix ans. Il lui était resté seulement une paralysie complète
de l'œil gauche et un léger engourdissement hémiplégique
du côté droit.

(1) Ce service serait d'autant plus facile que le médecin trai-
tant, connaissant la nature de la maladie et l'état du malade,
n'aurait point à vérifier la mort qu'il aurait prévue comme inévitable, pour la certifier. La visite ne serait nécessaire que dans
les cas de mort subite ou imprévue, et dans ceux où aucun
médecin de la circonscription n'aurait été appelé à donner ses
soins pendant le cours de la maladie et jusqu'au moment du
décès.

conques ayant pu produire l'extinction de la vie. On indiquerait les motifs qui obligeraient à l'inhumation avant le terme fixé par le Code civil (art. 77), ou nécessiteraient un délai plus ou moins prolongé au delà de celui de vingt-quatre heures voulu par la loi.

Le délai de vingt-quatre heures, disons-le hautement, est insuffisant. L'article 77 qui le consacre étant regardé dans quelques villes comme dangereux, des arrêtés administratifs le rendent heureusement sans autorité. A Strasbourg, par exemple, les médecins vérificateurs de décès fixent eux-mêmes le jour et l'heure de l'inhumation; à Tours, elle ne peut avoir lieu que vingt-quatre heures après la vérification. Il résulte d'observations rigoureuses et de documents exacts que, dans l'immense majorité des cas, les premiers signes évidents de décomposition se manifestent dans les soixante-douze heures qui suivent la mort certaine. Le terme de soixante-douze heures, fixé par la nature, serait donc celui que la loi devrait adopter; il est établi dans les états d'Allemagne, et on le dépasse constamment en Angleterre, où l'inhumation n'a souvent lieu que cinq ou six jours après la mort.

La désignation du genre de maladie, jointe aux autres documents locaux, pourrait servir très utilement, par la succession des renseignements, à établir la statistique médicale de chaque commune.

Telles sont les considérations dans lesquelles j'ai cru devoir entrer concernant la vérification des décès, question de la plus haute importance et dont la législation devrait sérieusement s'occuper.

Comme partie intégrante et indispensable du service médical, se présente actuellement tout ce qui a rapport à la matière médicale et à la pharmacie.

Dans la plupart des institutions de charité, les médicaments sont fournis au rabais par un pharmacien qui, se trouvant ainsi placé entre son intérêt et son devoir, peut quelquefois trouver une pente plus douce dans le premier de ces moteurs. Il est à craindre alors que les substances prescrites ne soient falsifiées, ou les ordonnances mal exécutées. Quelques bureaux de bienfaisance accordent avec plus de raison et de justice à tous les pharmaciens la liberté de fournir aux pauvres les médicaments d'après un tarif où les prix réduits concilient leur intérêt et celui de l'humanité.

Mais l'économie consiste bien moins dans la fourniture des médicaments, en général, que dans le choix de ces derniers. Si le médecin prescrit une substance d'un prix élevé, il faut nécessairement que le pharmacien la fasse payer, et c'est toujours celle sur laquelle il gagne le moins. Il est donc important de bannir de la thérapeutique des institutions de bienfaisance, ces médicaments dont la cherté fait tout le mérite aux yeux du riche, qui les paie avec d'autant plus de plaisir qu'ils viennent de plus loin et et qu'ils sont moins connus. Il faut aussi s'abstenir de cette polypharmacie qui séduit le jeune praticien enthousiaste de la puissance de l'art et peu confiant dans les ressources de la nature, à laquelle tous les frais de la guérison peuvent être si souvent attribués. De simples boissons délayantes, quelquefois la saignée, suffisent à l'ouvrier dans les maladies inflammatoires résultant de causes accidentelles. De bons bouillons, de bons potages, un peu de vin conviennent mieux dans les maladies de langueur le plus souvent causées par la misère, que les médicaments composés, que les formules de luxe qui surchargent si inutilement le budget de la plupart des institutions de charité. « Je pense, dit Merat, qu'avec de l'eau miellée, de l'oxycrat, de l'émétique, des têtes de pavot, quelques amers indigènes, quelques purgatifs également indigènes et le quinquina, on peut faire toute la médecine des pauvres. On ferait également celle des riches, mais quel médecin aurait le courage de se hasarder à cette indigence médicamenteuse, ou quelle foi robuste ne supposerait-elle pas dans le malade qui s'y soumettrait (1).

En effet, le préjugé en faveur des médicaments rares et d'un prix élevé, l'intérêt du pharmacien et celui du médecin s'opposeront toujours à l'adoption de la médecine économique dans les villes. Le citadin veut être drogué ; il n'attache de prix à la visite du médecin qu'autant qu'elle a pour résultat immédiat *une ordonnance*. Le médecin, de son côté, se soumet au préjugé pour *conserver* son client (2). J'ai dû, je l'avoue, après deux ou trois ans de candide et infructueux exercice, me conformer à cet usage dans la pratique urbaine. Pour contenter le malade, inspirer la confiance, cacher parfois l'impuissance de

(1) Dictionnaire des siences médicales, t. xxxi, page 529.

(2) « N'est-il pas, dit M. Forget, (*du courage médical*, discours prononcé en séance publique de la société de médecine de Strasbourg) bon nombre de praticiens qui donnent leur sanction à cet apophthegme qui paraît être de l'invention des apothicaires d'autrefois :

« A moins d'une ordonnance écrite,
« Tout médecin doit perdre sa visite. »

l'art, et surtout, pour ne pas céder la place à une polypharmacie moins innocente ou à un charlatanisme plus dangereux, j'ai souvent prescrit des remèdes insignifiants, mais élégamment étiquetés et pompeusement décorés du néologisme scientifique le plus inintelligible.

On peut faire partout de la médecine à bon marché pour la classe indigente. Dans une ville dont la population était de 10,000 âmes, et où j'ai exercé comme médecin de charité pendant vingt ans, 300 francs étaient portés au budget du bureau de bienfaisance pour la fourniture des médicaments. Cette somme, toute modique qu'elle paraisse, n'a été dépassée qu'en 1832, à cause de l'épidémie du choléra qui sévissait principalement chez les pauvres. Quelquefois la dépense ne montait, au bout de l'année, qu'à 200 fr. environ. Il va sans dire que le luxe pharmaceutique était exclu, que presque toujours les subtances indigènes les plus communes étaient substituées aux médicaments exotiques, en exceptant toutefois, pour les cas de fièvres pernicieuses surtout, le quinquina et ses diverses préparations. L'eau de graine de lin, par exemple, remplaçait constamment et avec avantage l'eau et le sirop de gomme arabique, la racine de réglisse servait à édulcorer les boissons, au lieu de sucre, de sirop et même de miel, dont l'usage devient souvent onéreux ; l'oxycrat (mélange d'eau et de vinaigre) était substitué à la limonade, la crême de tartre au tamarin, les tisanes émollientes de mauve, de guimauve, de bourrache, etc., aux loochs savoureux, aux juleps qui ne servent qu'à flatter le palais blasé du riche ; les plantes amères, aromatiques et astringentes indigènes fournissaient amplement les toniques, les excitants, sans avoir recours à la serpentaire et au polygala de Virginie, au quassia amara, au rathania, etc. Le jalap, le sel d'epsom, le nerprun, la bryone dans l'huile d'épurge ou d'œillette, etc., formaient la liste des purgatifs. Il en était de même de tous les genres de médication ; toujours je trouvais le moyen d'employer un traitement à la fois économique et efficace.

Dans les campagnes, où tout se rapproche de la nature, la médecine expectante triomphe souvent des maux les plus graves, et donne ainsi aux médecins drogueurs des leçons dont ils devraient bien profiter. Chez le paysan la respiration d'un air pur, la sobriété, un genre de vie simple et uniforme, un système nerveux peu développé, à peine impressionné par les relations sociales, et partant, des passions moins vives, sont autant de modifications qui impriment aux maladies une marche conforme à l'état physiologique : régularité au physique, calme au moral (1). C'est là qu'on rencontre ces efforts médicateurs bien marqués, ces crises et même ces jours critiques dont la plupart des modernes ont nié et nient tous les jours la réalité, parce qu'ils n'ont pu les observer sous la puissance perturbatrice ou jugulante de leur thérapeutique (2). Le premier qui a dit d'une manière

---

(1) La peur de mourir, si fréquente chez l'homme qui vit dans le tourbillon du monde et dont l'intelligence est cultivée, la sensibilité vive, les sympathies actives, ne se rencontre presque jamais à la campagne ; le paysan meurt aussi paisiblement qu'il a vécu : c'est pour lui une dernière fonction à laquelle il se soumet avec résignation.

(2) CORVISART (*Nouvelle méthode pour reconnaître les maladies int. de la poitrine, etc*, par Avenbrugger, traduit et commenté

absolue : *remedia sanant*, a jeté le germe d'un mal infini ; il a produit cette foule de médicastres et d'empiriques entreprenant toutes les cures et promettant la guérison de tous les maux. « Il faudrait, dit Munaret, un autre Hercule pour balayer l'écurie de nos Augias polypharmaques , après avoir brisé avec sa massue ces centaines de bocaux à galbanum qui ne renferment que de l'érudition en substance pour le formuliste , de l'argent pour celui qui fait métier de la vendre , et des nausées au moins inutiles pour la portion malade de l'humanité (1). »

Mais, me dira-t-on, comment obliger les médecins attachés aux institutions de bienfaisance de ne se servir que de telle ou telle substance, de limiter leur matière médicale , de s'arrêter dans la manie d'accumuler drogue sur drogue au détriment des malades et au préjudice de l'administration de charité ? Rien de plus facile ; il suffirait pour cela d'adopter une pharmacopée spéciale et de s'y conformer. La liste des substances admises et des formules simples constitueraient ce *codex*, que tout médecin vraiment praticien , et à ce titre ennemi de la polypharmacie , peut facilement composer , et dont je donnerais ici un aperçu si les limites tracées par la nature de mon travail ne s'y opposaient. Cette mesure,

par Corvisart, Paris 1808, p. 92 et suiv.) nie formellement l'existence des crises à jour fixe. Si ce savant professeur avait tenu compte de l'influence des traitements, et observé des malades abandonnés aux seules ressources de la nature, il eût, comme Hippocrate, reconnu la réalité des jours critiques sans en établir l'infaillibilité.

(1) Des médecins des villes et des médecins de campagne, 2ᵐᵉ édit. p. 228.

en vigueur depuis longtemps dans les hôpitaux et dans quelques établissements de secours à domicile, ajouterait beaucoup au système d'économie réclamé de toutes parts, sans pourtant mettre obstacle à l'emploi de médicaments d'un prix élevé dans les cas exceptionnels où ils seraient jugés d'une nécessité absolue.

Le préfet de la Moselle, frappé de l'énormité des dépenses pour médicaments dans le service des médecins cantonnaux institués dans ce département, a confié, en 1849, à la Société des sciences médicales de Metz la composition et la rédaction d'un *formulaire pharmaceutique* destiné à ce service. Une commission nommée à cet effet s'est adressée aux médecins cantonnaux eux-mêmes, afin de mieux connaître leurs besoins, et comme des renseignements nombreux lui sont parvenus, et qu'elle s'est occupée avec zèle de ce travail, elle a dû ou doit prochainement en présenter le résultat (1).

Les choses les plus vulgaires peuvent rendre d'importants services à la médecine rurale. Quand on ne trouve pas ce que l'on désire, il faut savoir se servir de ce que l'on trouve. Partout le médecin de campagne peut avoir sous la main :

L'eau, qui a tant de propriétés que plusieurs médecins anciens et modernes ont prétendu, pour

____

(2) *Exposé des travaux de la société des sciences méd. de la Moselle* (1849), Metz, 1850, p. 82. Parmi les *Pharmacopées des pauvres* qui ont paru à diverses époques, je citerai comme pouvant être consultée avec fruit celle du philanthrope et savant praticien WAUTERS. Elle a pour titre : *Dispensarium pharmaceuticum Belgii pauperibus proprium atque dicatum ;* Gandæ, 1830.

le traitement de la plupart des maladies, réduire à elle seule toute la matière médicale. Combien d'indications l'eau à diverses températures ne peut-elle pas remplir sans tomber dans l'exclusif de l'hydrothérapie? Les maladies que l'eau simple peut guérir sont innombrables. Elle est la base des boissons, le véhicule de beaucoup de médicaments et le meilleur des délayants. Je laisse après moi trois grands médecins, disait Dumoulin : l'eau, l'exercice et la diète. J'aurais abandonné la chirurgie des armées, dit Percy, si on m'eut interdit l'usage de l'eau (1). Celle du Nil a fait des prodiges dans les mains de Larrey ; seule elle a guéri les plaies les plus terribles (2).

J'ai vu maintefois à la campagne des malades atteints de fièvre typhoïde, n'avoir d'autre ressource que l'eau froide, refuser toute autre médication et guérir tout aussi bien, et peut-être plus facilement qu'avec le concours des nombreux moyens employés contre cette maladie, et tour-à-tour vantés ou dépréciés suivant la prédominence de telle ou telle doctrine.

Le *vin*, médicament tonique, excitant, surtout pour les campagnards qui n'en usent pas habituellement : *Non fieri potest, ut sentiant, qui aquam et qui vinum bibunt*, dit Baglivi. Le vin sert de véhicule à beaucoup de médicaments, et s'emploie à l'extérieur comme tonique, résolutif, etc. L'eau-de-vie, l'alcool, trouvent aussi leur emploi ; on en fait des teintures, etc.

Le *vinaigre*, avec lequel on acidule les boissons, qui sert à faire l'oxycrat, l'oxymel, et qui peut rem-

(4) *Dictionnaire des sciences médicales*, t. X, p. 481.
(2) Ibid.

placer le citron : employé à l'extérieur comme astringent, résolutif, antiseptique, etc.

Le *lait de vache*, *de chèvre*, *d'ânesse*, soit comme aliment, soit comme médicament, offre les plus grands avantages. Le petit-lait, boisson rafraichissante. La crême, considérée par M. Munaret comme le cérat des campagnes. Le beurre, comme adoucissant, comme excipient pour des pommades, onguents, etc.

Les *œufs*, dont le jaune sert à faire des émulsions, des loochs domestiques ; le blanc d'œuf ou albumine, pour clarifier les sirops, les sucs d'herbes, etc., qu'on emploie à l'intérieur dans diverses maladies, et comme contre-poison du sublimé-corrosif.

Le *sel commun*, qui offre les plus grandes ressources comme vermifuge, *fébrifuge*, fondant, résolutif, etc.

Le *miel*, dont les propriétés sont si généralement appréciées que les fermiers, qui ont toujours des ruches, en font des provisions pour leurs maladies et celles de leurs bestiaux. Il peut, dans tous les cas, remplacer le sucre.

L'*orge,* l'*avoine,* le *seigle,* le *froment,* dont la semence s'emploie journellement en tisane. La farine, le son, l'amidon, etc, dont les usages thérapeutiques sont généralement connus pour boissons, cataplasmes, appareils inamovibles, amovo-inamovibles, etc.

Le *lin*, dont la semence fournit un mucilage préférable à celui de gomme arabique, et que l'on met en usage à l'intérieur et à l'extérieur comme adoucissant et émollient. L'huile de lin, qui, comme médicament, peut remplacer celle d'olives.

Le *charbon végétal*, fréquemment mis à profit pour désinfecter les eaux malsaines, indépendamment des vertus thérapeutiques qu'on lui a reconnues; employé à l'intérieur et à l'extérieur.

La *suie*, d'un usage efficace dans diverses affections cutanées chroniques, que j'ai employée avec succès comme vermifuge, etc.

La *cendre*, servant dans les pédiluves, les bains locaux et généraux, à cause de son principe alcalin.

Le *feu*, si employé dans l'antiquité, aujourd'hui si négligé, sans doute à cause de l'effroi qu'il inspire à une génération efféminée. Les cas chirurgicaux qui réclament l'emploi de ce puissant agent, sont plus fréquents à la campagne qu'à la ville, et il est plus facile au médecin de l'employer, car le paysan le craint moins que l'instrument tranchant, peut-être en raison de l'habitude de son usage dans la chirurgie vétérinaire. J'ai décidé un cultivateur à se laisser faire quelques raies de feu sur une tumeur blanche du genou, en lui rappelant que son cheval, atteint d'un engorgement articulaire de même nature, avait été guéri par ce moyen.

Le marteau de Mayor, une cuiller, ou toute autre pièce de fer analogue qu'on trouve facilement et que l'on fait chauffer dans l'eau bouillante, peut suppléer à l'action trop lente des épispastiques, produire une impression vive sans détruire profondément les tissus. L'eau bouillante elle-même, appliquée convenablement, peut produire un effet analogue (1).

(1) Si le feu fut trop vanté jadis, il est aujourd'hui trop négligé. On sait pourtant tout le parti qu'en ont tiré Aëtius, Arétée, Paul d'Egine, Alexandre de Tralles, Cælius Aurelianus,

La matière médicale que nous venons de passer rapidement en revue est tout à fait domestique. L'application journalière que le médecin de campagne peut en faire avec autant de succès que d'économie, nous a paru une raison suffisante pour ne pas l'omettre dans un travail d'une utilité spécialement applicable aux classes laborieuses et pauvres.

Mais là ne se bornent pas nos ressources. Pour satisfaire à presque toutes les indications, le médecin de campagne peut largement puiser dans la *Flore médicale indigène*, tant et si injustement dédaignée de nos jours. C'est pour lui une ressource dont il peut d'autant plus facilement tirer parti, que l'homme des champs témoigne de la prédilection pour les plantes que la nature fait naître avec profusion autour de lui (1). N'est-il pas heureux, en effet, pour le malade comme pour le médecin en tournée, de trouver dans une plante fraîchement cueillie et aussitôt employée, un médicament qui, dans un cas pressant, se ferait longtemps attendre de la ville, et arriverait souvent trop tard?

Le médecin de campagne, de concert avec la commission communale, pourrait faire cultiver dans les jardins des habitants aisés de chaque village, l'absyn-

---

Albucasis, Fabrice de Hilden, Marc-Aurèle Severin, Gui de Chauliac, Fabrice d'Acquapendente, Ambroise Paré, Ponteau, Percy, etc. *In igne secretum omnibus vitiis expugnandis remedium*, dit Fabrice de Hilden.

(1) A l'exception du quinquina et de la noix vomique, les végétaux exotiques peuvent être remplacés dans la médecine rurale par les plantes indigènes. On mettrait ainsi les ressources thérapeutiques à la portée de la classe ouvrière, et on affranchirait en même temps la France des millions qu'elle paie pour des drogues étrangères.

the, l'aconit napel, l'ail, l'alkékenge, l'angélique, l'anis, l'aurone, la balsamite ou baume-coq, la belladone, la digitale, l'ellebore noir, l'ellebore blanc, la guimauve, l'hyssope, l'iris nostras, la laitue vireuse, le laurier-cerise, la mélisse, la menthe crépue, la menthe poivrée, le mézéreum, la nigelle ou nielle domestique, le pavot blanc, le piment annuel, la pomme épineuse ou stramonium, le raifort, le rhapontique ou rhubarbe indigène, le romarin, la rue, la sabine, la santoline blanche, la sauge, etc. (1)

Ces différentes plantes seraient partagées pour la culture, entre plusieurs personnes, afin d'en diminuer le nombre pour chacune de ces dernières, et de faire choix du terrain et de l'exposition qui conviennent à chaque espèce. Les plantes vénéneuses, telles que la belladone, l'aconit, le stamonium, seraient cultivées à part et dans la partie la moins accessible du jardin (2).

La commission communale, d'après les indications données par les médecins, ferait récolter dans chaque village, les plantes médicinales qui y croissent spontanément, pour les faire sécher et conserver. Une

(1) Il est des contrées où quelques unes de ces plantes croissent spontanément et où l'on peut par conséquent se dispenser de les cultiver.

(2) Les médecins de campagne peu familiarisés avec la botanique médicale et qui ignorent les propriétés thérapeutiques des plantes que notre sol produit, pourraient puiser de précieuses connaissances dans les *Essais botaniques sur les plantes indigènes substituées à des végétaux exotiques,* par Coste et Wilmet, Paris, 1793 ; dans le *Cours de botanique médicale comparée,* par Bodart, Paris, 1810; le *Repertorium remediorum indigenorum* de Wauters, Gand, 1810, le *Traité de l'emploi des plantes médicinales indigènes,* par M. Cazin, Paris, 1850, chez Labé.

petite instruction lui servirait de guide pour ces choses, qui, bien que simples, exigent pourtant des soins et des précautions indispensables.

Quoique l'on puisse remplir la plupart des indications thérapeutiques avec les plantes indigènes, quelques autres substances seraient nécessaires pour compléter la pharmacie communale. Je dis *pharmacie communale*, parce qu'en effet il faut que chaque commune ait sa petite pharmacie. « Je vais vous en faire comprendre les divers motifs : deux lieues de distance nécessitent quatre et même cinq heures d'attente pour obtenir quelques grains d'émétique; et dans un cas d'apoplexie ou d'empoisonnement, par exemple, ce délai peut laisser mourir le malade et compromettre la réputation du médecin. Autre inconvénient : si vous délivrez à un paysan une formule pour le pharmacien de la ville, il attend une *occasion*, sans égard pour l'infortuné qui souffre; ou bien il remet sa *commission* avec d'autres jusqu'au jour de la foire ou du marché, afin de ne pas perdre son temps. Ainsi peuvent s'écouler des semaines entières, pendant lesquelles la maladie s'aggrave, se complique, change de nature, et rend votre prescription impuissante, inopportune et même contraire (1). »

À ces motifs, que tout le monde appréciera, il faut joindre la raison d'économie. Les médicaments composant la pharmacie communale seraient fournis par le droguiste au prix commercial, et dans leur état simple il serait plus facile d'en constater la qualité que dans les diverses préparations délivrées sur prescriptions par le pharmacien.

(5) M. le docteur Munaret, ouvrage cité, page 231.

Les médicaments officinaux désignés dans la liste suivante indiquant les quantités et les prix, joints à ceux que l'on peut préparer avec les plantes indigènes, m'ont paru devoir pleinement suffire pour chaque commune.

Noms	Quantités	fr.	cent.
Aloès succotrin,	30 gram.	»	15
Ammoniaque,	250 id.	»	20
Alun (1),	1 kil.	»	40
Calomel,	30 gram.	»	60
Cantharides,	60 id.	»	80
Chlorure de chaux sec,	500 id.	»	60
id. d'oxide de sodium,	1 litre,	1	50
Crême de tartre,	500 gram.	1	20
Diachylon (emplâtre),	120 id.	1	50
Émétique,	30 gram.	»	30
Éther sulfurique,	30 id.	»	20
Extrait d'opium gommeux,	4 id.	»	60
Extrait de Saturne,	125 id.	»	25
Fleur de soufre,	1 kil.	»	40
Huile de ricin indigène,	500 gram.	2	50
Id. de térébenthine,	500 id.	»	60
Ipécacuanha en poudre,	30 id.	1	»
Kermès minéral,	15 id.	»	20
Laudanum liq.,	60 id.	1	40
Oxide de fer noir ou éthiops martial,	250 id.	1	»
Potasse caustique en plaque (2),	30 id.	»	20
Sel ammoniac,	160 id.	»	50
Sel d'epsom,	1 kil.	1	»
Sel de nitre,	500 gram.	1	»
Sulfate de quinim,	20 id.	15	»
Térébenthine épaisse,	500 id.	»	60
		33	70

(1) Il est facile, tout le monde le sait, de faire de l'alun calciné avec l'alun ordinaire simplement exposé au feu sur une grille de fer.

(2) Le caustique de Vienne, dont l'action se limite à volonté

Cette première dépense pour la pharmacie de chaque village ne se renouvellerait pas annuellement. Il suffirait de remplacer les substances employées dans le cours de l'année, ce qui ne nécessiterait qu'une faible allocation aux budgets ultérieurs de l'administration cantonnale de bienfaisance.

La pharmacie communale devrait nécessairement subir quelques modifications pour le choix et la quantité des médicaments, suivant les maladies inhérentes aux localités, la population, etc., d'après les renseignements recueillis sur les lieux ou fournis par les médecins de charité.

La commission cantonnale tiendrait à la disposition des médecins et des commissions communales quelques autres médicaments dont l'emploi n'est point urgent, qu'il serait inutilement dispendieux de déposer dans toutes les communes, tels que l'huile de foie de morue, l'iodure de potassium, quelques préparations mercurielles. Ces médicaments, d'un usage spécial, ne seraient fournis qu'au fur et à mesure des besoins. Les bandages herniaires (simplement confectionnés, mais solides), les pessaires, les sondes en gomme élastique seraient aussi fournis par la commission cantonnale. Cette commission aurait une baignoire pour le service de la circonscription (1).

est aujourd'hui généralement préféré à la potasse caustique. Il est composé de cinq parties de cette dernière, auxquelles on ajoute peu à peu dans un mortier de fer six parties de chaux vive en poudre. On renferme ce mélange dans un flacon bouché à l'émeri. Pour s'en servir on en fait une pâte avec quantité suffisante d'eau-de-vie ou d'eau de cologne. Au bout de cinq à dix minutes d'application la peau est cautérisée jusqu'au tissu cellulaire.

(1) Dans la plupart des cas, « des cuveaux ou des tonneaux

Dans la plupart des cas les sangsues pourraient être remplacées par les ventouses scarifiées. Lorsqu'elles seraient jugées indispensables, il y aurait avantage à les prendre chez un pharmacien à mesure qu'on en aurait besoin, sur un bon de l'un des membres de la commission cantonnale, à cause des soins qu'elles exigent, des maladies qui les attaquent et des pertes qui en résultent.

Le vieux linge pour pansement, et la charpie, seraient abondamment fournis par les personnes charitables de la circonscription rurale de santé (1).

Les substances très actives ou toxiques seraient placés, conformément à la loi, dans une armoire ayant une serrure semblable pour tous les villages, et dont les médecins seuls auraient la clef.

Une première dépense, celle d'établissement,

défoncés remplacent une grande baignoire ; des vases de nuit, des sceaux de ménage, des plats et des marmites, au besoin, servent pour les bains de siége ou de pieds. Un linge plié en bourrelet est fixé sur le bord de tous ces vases, un autre étendu par dessus et maintenu par une ligature circulaire, procureront à votre malade un siége mou, élastique, susceptible de hausse et de baisse, selon sa commodité. » (M. le docteur Munaret, loc. cit., p. 241.)

(1) Si, par les dons de la charité, par le concours des souscriptions, par celui de l'administration supérieure et les ressources de la caisse cantonnale de bienfaisance le permettaient, on pourrait établir une lingerie, et prêter aux malades secourus par le service médical, sur la demande écrite du médecin, de la sage-femme ou d'un membre de la commission communale, des draps, des chemises, une couverture, pour huit jours, au bout desquels les objets seraient rapportés et échangés, s'il en était encore besoin, contre d'autres blancs propres. Le dépôt de la lingerie serait confié à deux personnes désignées par la commission cantonnale ; une femme en ferait nécessairement partie.

consistant en mobilier et ustensiles de pharmacie,
pièces d'appareils, etc., serait indispensable ; elle
consisterait en :

Un mortier en fonte,	5f	»c
Id. en porcelaine,	4	»
Id. en verre,	2	50
Une grande balance,	18	»
Une petite balance,	10	»
Spatules en fer et en bois,	1	»
Deux entonnoirs en verre,	»	70
Fioles, bouteilles (1), bocaux, boîtes, etc.,	30	»
Un clysoir ou clyso-pompe,	2	50
Deux petites seringues à injections,	»	50
Attelles de différentes longueurs,	2	»
Calicot pour mouchoirs à pansements (2),	3	»
Une armoire à tablettes contenant tous les médicaments désignés ci-dessus, et ayant une partie fermant à clef pour les substances actives, (le tout bien étiqueté),	15	»
	94	20

La pharmacie serait confiée à l'un des trois membres de la commission communale. Le curé, appelé
naturellement par ses lumières et par une vocation
toute providentielle à seconder le médecin, paraît

(1) On aurait soin de faire rapporter les fioles et bouteilles qui
auraient servi. La farine de moutarde délayée dans une quantité
d'eau froide ou tiède a la propriété d'enlever l'odeur aux vases
ayant contenu des huiles essentielles ou des teintures odorantes.

(2) Ces mouchoirs, pliés à la manière de *Mayor*, (nouveau
système de déligation chirurg., 3e édit. ; Paris, 1838) en carré
long, en triangle, en cravate et en corde, peuvent dans tous les
cas remplacer nos bandes et nos bandages, toujours plus ou
moins difficiles à appliquer.

devoir être plus particulièrement chargé du dépôt des ressources thérapeutiques. Toutefois, il ne faut pas oublier que MM. les curés ont presque toujours la prétention de faire de la médecine sans l'avis du médecin, ne se doutant pas le moins du monde des dangers auxquels expose cette aveugle charité.

Il faudrait donc, comme condition essentielle, que le curé auquel serait confié ce dépôt, se bornât à consoler les malades, à détruire les préjugés relatifs à la santé, à répandre les connaissances hygiéniques, à diriger les soins les plus vulgaires en attendant le médecin, et, surtout, à faire ponctuellement les prescriptions de ce dernier.

Un manuel rédigé d'une manière simple et concise, serait distribué aux commissions communales et vendu aux personnes les plus intelligentes de chaque localité, pour les guider dans les secours que réclament les cas d'empoisonnement, d'asphyxie, d'apoplexie, d'épilepsie, de mort apparente, de blessure, d'hémorragies, de brûlures, de morsures faites par des animaux enragés ou venimeux, de corps étrangers introduits dans les ouvertures naturelles, etc., (1).

En administration, il faut toujours en venir aux chiffres pour juger de la possibilité des choses, et ces chiffres doivent toujours être en rapport avec les ressources dont on peut disposer. En supputant les dépenses que nécessite notre plan d'organisation

---

(1) L'ouvrage du docteur TROUSSEL, ayant pour titre : *Des premiers secours à administrer dans les maladies et accidents qui menacent promptement la vie*, etc., indique la conduite à tenir en pareil cas. Paris, chez Labé, place de l'Ecole de Médecine, 23.

et en les appliquant à *quinze communes* formant la circonscription cantonnale de santé, nous arrivons aux résultats suivants :

Frais de premier établissement

Mobilier, ustensiles de pharmacie, pièces d'appareils, 91 fr. 20 cent. pour chaque commune,	1,413f	»c
Première dépense pour médicaments, 33 fr. 70 cent. par commune,	565	50
Une baignoire en ferblanc peint, à la commission cantonnale,	40	»
Dix bandages herniaires, dont deux doubles,	24	»
Six pessaires en gomme élastique (1),	9	»
Quinze manuels ou guides pour les secours d'urgence,	30	»
TOTAL. . . .	2,081	50

Dépenses annuelles.

Entretien des pharmacies, remplacement des médicaments employés,	150f	»c
Fourniture de médicaments spéciaux, d'un usage non prévu,	50	»
Salaire des gardes-malades, récolte des plantes médicinales (2),	100	»
Indemnité des médecins et sages-femmes (3),	1,200	»
A reporter. . .	1,500	»

(1) Dans la plupart des cas, ces pessaires pourraient être remplacés par ceux qu'indique M. Munaret, (ouvrage cit. p. 318), lesquels sont faits tout simplement avec une bouteille en caoutchouc qu'on vend chez tous les épiciers, et à laquelle on donne les formes diverses de gimblette, de bilboquet, de bondon

(2) Il ne faut pas oublier qu'on emploie les gardes-malades que là où la famille est insuffisante.

(3) Le nombre des médecins est ordinairement de trois ou quatre par canton ; celui des sages-femmes de deux.

	Report. . . .	1,500	»
Viande (1),		100	»
Vin (2), (distribué en bouteilles dans les commissions communales),		100	»
Journées d'hospices pour les malades qui ne pourront être traités à domicile ,		150	»
Dépenses imprévues, frais de bureaux, etc..		50	»
	TOTAL. . . .	1,900	»

Comme on le voit, la dépense annuelle pour les soins à donner aux malades indigents d'un canton composé de quinze communes rurales, serait de 1,900 fr. Si le département intervenait pour le tiers ou la moitié dans cette dépense, il ne resterait plus à la charge de chaque commune qu'une somme bien minime et qui, certes, ne pourrait jamais suffire, dans l'état d'isolement, pour pourvoir aux soins des malades pauvres, se procurer des médicaments et payer les voyages d'un médecin pendant tout le cours de l'année. L'association, la réunion de tous les efforts vers un but commun peut seule produire des résultats satisfaisants.

D'autres ressources viendraient indubitablement se joindre aux ressources ordinaires.

Le gouvernement, qui ne s'engage jamais dans ces établissements que quand ils ont reçu la sanction du temps et de l'expérience, accorderait néanmoins

(1) L'allocation pour viande est peu élevée et cependant suffisante. Il faut avoir pratiqué la médecine à la campagne pour savoir que lorsque la famille n'a pas une vieille poule à mettre au pot, la charité privée la donne. J'ai souvent remplacé le bouillon dans les maladies chroniques et les convalescences par le jaune d'œuf délayé dans l'eau à laquelle on ajoutait un peu de sel — A la campagne les choses utiles abondent, et le paysan n'est point avare de dons en nature.

(2) La dépense en vin serait peu considérable; le château ou la riche métairie le fournit presque toujours à la chaumière pour les convalescents.

aux caisses cantonnales de bienfaisance quelques secours à titre d'encouragement. C'est un devoir que l'humanité dicte et que la sécurité commande. Le concours de tous les moyens propres à améliorer la condition des classes pauvres est non seulement un bienfait, mais aussi une nécessité de premier ordre. Dans l'état actuel de la civilisation, l'intérêt de l'humanité est celui de tous, et l'intérêt de tous est celui de l'État.

Les bureaux de bienfaisance que possèdent quelques villages (1), et les institutions particulières de charité pourraient, moyennant un abonnement annuel, s'associer à l'administration cantonnale de santé pour l'assistance médico-pharmaceutique. La charité privée, centralisant efficacement ses dons, aumônes, quêtes, collectes, etc., viendrait aussi avec confiance ajouter aux ressources de cette administration. S'il est encore quelques personnes aveuglées au point de ne trouver rien d'utile que la possession de l'or, de juste que la force répressive, et de sage que le froid égoïsme, des hommes mus par l'amour de l'humanité et qui, ne se laissant point éblouir par la fortune, voient les choses telles qu'elles sont, s'unissent de cœur et d'esprit pour améliorer le sort des malheureux, et surtout pour prévenir les progrès effrayants de la misère. Ils savent que ce n'est que par des communications fréquentes et sympathiques avec les familles aisées dont le carac-

---

(1) Les chefs-lieux de canton ayant presque toujours un bureau de bienfaisance auquel un médecin est attaché, seraient tout-à-fait en dehors de l'administration rurale de santé, dont les bienfaits doivent être exclusivement applicables aux communes dépourvues de secours.

4

tère bien connu inspire l'affection , le respect et la considération , que la classe pauvre adoucira ses mœurs , modifiera ses habitudes , deviendra laborieuse , sobre et économe.

Indépendamment de la commission communale et des gardes-malades choisis par cette dernière , des personnes charitables résidant à la campagne , habituées à visiter les pauvres de leurs communes , à rechercher les causes de leur misère , à apprécier l'étendue de leurs besoins et de leur moralité , viendraient puissamment en aide au service de santé gratuit. C'est sans doute à ces personnes que songeait Tissot quand il disait : « Les fréquents exemples que j'ai vus de la facilité avec laquelle elles entraient dans le traitement d'une maladie , l'empressement qu'elles ont à faire soulager les malades de leurs villages , la générosité avec laquelle elles pourvoient à leurs besoins , me font espérer , en jugeant de celles que je ne connais point par celles que je connais , qu'elles saisiront avec joie un nouveau moyen de faire le bien autour d'elles. La vraie charité sent que , faute de lumières , elle peut nuire , et cette crainte la tient en suspens ; mais elle saisit avidemment toutes les lueurs qui peuvent la diriger (1). »

C'est principalement chez les femmes que se trouvent cette intelligence du bien,ces sentiments touchants d'humanité que Tissot s'est plu à reconnaître et que j'ai pu moi-même apprécier , surtout pendant le règne désastreux des épidémies. Aux femmes appartiennent exclusivement cette perspicacité de l'esprit

(1) Avis au peuple sur sa santé ; Lyon, 1776 ; introduction page 12.

de détail, cette active et tendre sollicitude d'une pitié délicate qui, conservant dans la bienfaisance même le sentiment exquis des convenances, se montre moins par le secours qu'elle accorde que par la manière de l'accorder. *Ubi non est mulier, ingemiscit œger*, dit l'Écriture.

Quelques religieuses de Saint Vincent-de-Paul ou d'un ordre analogue, résidant au chef-lieu de canton, se transportant dans les villages pour y diriger les soins, éclairer les gardes-malades et consoler les malheureux accablés sous le poids de la misère et de la maladie, seraient d'une utilité incontestable. Mais malheureusement, tous les cantons n'offrent pas les ressources nécessaires pour la création et l'entretien de cette bienfaisante institution. Ce n'est même que depuis peu d'années que les bureaux de charité de quelques villes ont pu se l'adjoindre. Le bien qu'elle y procure, tant sous le rapport physique que sous le rapport moral, fait vivement désirer qu'elle devienne partout l'auxiliaire obligé des établissements de secours à domicile. Ce n'est véritablement que par le concours des Sœurs de charité qu'on peut établir le meilleur système d'information, de surveillance et de soins. En même temps qu'elles portent l'assistance matérielle, qu'elles conseillent l'ordre, la propreté, qu'elles enseignent par l'exemple cette foule de petites précautions si simples, si faciles, si à la portée de tous, et pourtant si négligées, elles inspirent, avec le sentiment religieux, le culte de la famille, l'attachement à tous les devoirs, le respect de l'autorité, la soumission aux lois. Le pauvre se voyant sur son grabat l'objet des soins affectueux de femmes ayant renoncé aux jouissances de la fortune pour se dévouer à son service, devient meilleur, se résigne et espère. La reconnaissance, qui remonte naturellement jusqu'aux hommes qui ont député vers lui comme intermédiaires ces anges de paix et de concorde, le réconcilie avec l'ordre social, que des prédications perverses l'avaient appris à maudire.

Dans la plupart des plans d'organisation proposés pour venir au secours des campagnes dans les cas de maladies, il n'a été question que des pauvres proprement dits. La classe indigente, il est vrai, devait d'abord fixer l'attention, parce qu'elle s'offre aux yeux dans toute sa nudité, et que ses besoins sont urgents. Mais il est une classe non moins recommandable et qui réclame toute la bienveillance des hommes appelés à améliorer le sort des malheureux : je veux parler des ouvriers de la campagne, des ménagers, de ces habitants si nombreux qui, possédant un ou deux arpents de terre, vivent péniblement du produit de leur travail et du rapport que leur procurent deux ou trois vaches. Ces hommes laborieux et probes ne peuvent être considérés comme nécessiteux tant qu'ils peuvent travailler, mais ils deviennent acccidentellement pauvres dès que la maladie les surprend, et ils sont alors d'autant plus à plaindre que la honte les empêche de solliciter des institutions de bienfaisance et de la charité privée un secours qu'ils regardent comme dégradant.

Il serait donc à la fois juste et utile, au point de vue de l'humanité comme dans l'intérêt de l'agriculture, de faire profiter cette classe de travailleurs, des bienfaits de l'institution rurale de santé. Il suffirait, pour cela, de l'associer à cette institution moyennant une cotisation annuelle dont le maximum serait fixé par la commission cantonnale, et qui pourrait ensuite varier en décroissant, suivant la position des familles, jusqu'à un minimum très faible (1). Cette facilité engagerait bien certainement les pauvres non dépourvus de tout amour-propre et d'énergie, à s'affranchir par le travail, l'ordre et l'économie, des secours humiliants de l'assistance publique. Des mentions honorables et des primes d'encouragement seraient, en outre, accordées à ceux qui marcheraient d'un pas ferme et soutenu dans cette voie de régénération.

L'association mutuelle, ainsi graduellement établie, deviendrait pour ainsi dire la caisse d'amortissement de l'institution gratuite de santé. Venir au secours des indigents et diminuer en même temps le paupérisme, deux choses difficiles à concilier, et qui paraissent même contradictoires aux yeux de l'expérience, seraient donc incontestablement l'effet de cette combinaison. Des souscripteurs bienveillants, associés payants sans recevoir, comme il en existe dans toutes les sociétés du même genre, s'empresseraient, par les témoignages d'un intérêt réel, d'une fraternité vraiment chrétienne, de relever des infortunés qui, le plus souvent, n'attendent qu'une main secourable pour sortir de leur état d'abjection, se rendre utiles, s'attacher au sol, conquérir l'estime des gens de bien et prendre rang dans le corps social.

Ici se termine tout ce que j'avais à dire sur l'organisation d'un service sanitaire pour les indigents des

______

(1) La somme de douze francs pour le maximum, et celle de quatre francs pour le minimum, me paraissent devoir être adoptées.

campagnes. Ce sujet, partout à l'ordre du jour à cause de son importance, présente sans contredit des difficultés que je ne me suis point dissimulées. Dans les communes rurales tout est à créer, tout nécessite des développements et un ensemble de moyens suggérés par la nécessité de faire converger les efforts isolés vers un centre commun d'administration, pour les diviser de nouveau et les diriger avec plus d'ensemble et d'efficacité, comme autant de rayons lumineux et vivifiants, sur les villages compris dans la circonscription cantonnale. Aussi, au milieu de ces difficultés, ai-je considéré ce que je propose, non comme ce qu'il y a de mieux, mais comme ce qu'il y a de plus applicable dans les limites actuelles du possible. La raison et l'expérience me montraient au delà de séduisantes et dangereuses utopies.

Je n'appartiens pas à cette catégorie trop nombreuse d'hommes qui, se jetant dans le vague des illusions, raisonnent sur des objets qu'ils ne connaissent pas. Ayant exercé pendant plusieurs années à la campagne, j'ai été à même d'apprécier les besoins et les ressources que l'homme de l'art peut y rencontrer. Renfermé autant que possible dans le cercle pratique de la question, j'ai dû accorder à la thérapeutique rurale une importance commandée par la nécessité, et surtout, par la facilité de faire de la médecine à bon marché. Je suis entré, à cet égard, dans des détails circonstanciés sur les ressources qu'offre la matière médicale indigène avec cette profusion et cette prévoyance providentielle qui prouvent incontestablement que le créateur a voulu que les choses vraiment et généralement utiles fussent à la portée de tout le monde.

Si je suis heureux de joindre mes efforts à ceux de l'Académie de Reims pour la solution d'une question qui intéresse essentiellement l'humanité, Je sens aussi le besoin, surtout sous le rapport littéraire, de réclamer son indulgence. Je regretterais déjà d'avoir plus consulté mon zèle que mes forces, si je ne savais que les productions de cette nature ont le privilège, pour convaincre les véritables amis du bien public, de pouvoir se passer des fleurs du style et du prestige de l'éloquence.

Il me reste, conformément au programme, à présenter sous forme de réglement, le plan d'organisation que j'ai proposé.

RÈGLEMENT ADMINISTRATIF

DU SERVICE DE SANTÉ POUR LES INDIGENTS DES CAMPAGNES.

—

CHAPITRE PREMIER.

But de l'institution.

ARTICLE PREMIER. — Le service sanitaire des campagnes est institué pour porter secours aux malades indigents des communes rurales, pratiquer la vaccination, s'occuper de l'hygiène publique et faire constater les décès.

CHAPITRE II.

Dispositions fondamentales.

ART. 2. — Il est créé, à cet effet, dans chaque canton ou circonscription de justice de paix :

1° Une caisse de bienfaisance affectée à ce service, à laquelle les communes contribueront pour la moitié ou les deux tiers, suivant leurs ressources et le département pour le reste. Cette caisse sera confiée au percepteur des contributions directes résidant au chef-lieu de canton;

2° Une commission cantonnale de bienfaisance composée de cinq membres, présidée par le juge de paix ou le membre de la chambre d'agriculture, qui en feront de droit partie, et à leur défaut, par le membre le plus âgé. Les autres membres de cette commission seront nommés par les communes assemblées, au scrutin secret et à la majorité des suffrages. Ils seront renouvelés par tiers tous les ans. Les membres sortants seront désignés par le sort pendant les trois premières années, et ensuite par rang d'ancienneté. Ils seront indéfiniment rééligibles.

5° Une commission communale de charité dans chaque village, composée du maire, du curé et d'un conseiller municipal.

4° Un service médical (médecins de charité, pharmacie, sages-femmes).

CHAPITRE III.

De la Commission communale de santé.

ART. 3. — La Commission communale se réunira tous les trois mois, présentera la liste des pauvres au conseil municipal, qui la discutera, l'arrêtera en séance légale, et la transmettra à la commission cantonnale.

ART. 4 — Elle choisira, parmi les journalières, des gardes intelligentes pour les cas où la famille serait insuffisante ou peu apte à soigner les malades, surtout dans les cas graves.

ART. 5. — Elle s'occupera, de concert avec les médecins de charité, de l'hygiène publique et privée : à cet effet, elle fera connaître les inconvénients et les dangers des mares, des eaux stagnantes après les inondations, des immondices déposés soit dans les cours, soit dans les rues ou dans le voisinage des villages ;

Obligera, conformément à la loi, à l'enterrement des animaux morts ;

S'efforcera de remédier à l'insalubrité résultant d'une agglomération nombreuse et journalière d'individus dans un espace limité, comme dans les écoles, manufactures et autres établissements destinés à la réunion constante d'un nombre relativement considérable de personnes ; elle veillera à la salubrité des logements, qu'elle fera souvent aérer ;

Signalera pareillement le danger de faire coucher plusieurs personnes dans des chambres malsaines ou trop étroites, et celui de faire coucher dans le même lit les enfants et les vieillards ;

Tiendra la main à l'exécution des lois et règlements sur les inhumations et la tenue des cimetières ;

Fera constater les décès par les médecins de charité ;

Propagera les préceptes d'hygiène, en fera l'objet d'entretiens avec les habitants, en fera même la lecture, etc.

Art. 6. — La commission communale, d'après l'avis du médecin, délivrera des bons pour la viande, le vin, etc. Elle remplira à cet égard les mêmes fonctions que les bureaux de bienfaisance.

Art. 7. — Le maire de la commune, président de la commission, présentera tous les trois mois, à chaque session légale, la liste des malades traités par les médecins de charité. Cette liste, dont copie sera remise au conseil cantonnal, contiendra les documents cliniques indiqués à l'article 21.

Art. 8. — La commission communale désignera aux médecins les individus qui n'ont point été vaccinés.

Art. 9. — Elle délivrera des certificats d'indigence aux malades pour visites ou consultations médicales, quand ceux-ci n'auront pu être portés sur la liste des pauvres dans l'intervalle des sessions municipales.

CHAPITRE IV.

De la Commission cantonnale de santé.

Art. 10. — La commission cantonnale s'assemblera tous les trois mois, après l'époque de la réunion des commissions communales, pour prendre connaissance des renseignements fournis par ces dernières et par les médecins de charité, former ou réviser la liste générale des pauvres, proposer les améliorations à apporter au service, tant dans son ensemble que dans ses détails.

Les médecins de charité assisteront à ces séances trimestrielles et y auront voix consultative. Copie de la liste générale des pauvres leur sera donnée.

Art. 11. — Les états trimestriels de chaque commune, joints aux renseignements hygiéniques locaux, offriront à la fin de l'année un travail tout fait, simplifié par la division, et dont la commission cantonnale coordonnera les diverses parties pour en former un état synthétique complet, et établir ainsi la base du rapport général qu'elle présentera sur le service de la circonscription rurale de santé.

Art. 12. — Dans les cas d'urgence se présentant dans le cours de l'année, la commission cantonnale signalera immédiatement au conseil d'hygiène institué au chef-lieu d'arrondissement, les causes d'insalubrité qui sont du ressort de l'administration supérieure, afin d'obtenir de cette dernière les moyens d'y remédier le plus tôt possible.

CHAPITRE V.

De l'assemblée générale annuelle.

Art. 13. — La commission cantonnale et les commissions communales se réuniront chaque année en assemblée générale pour prendre connaissance , d'après les documents dont nous venons de parler , de toute l'administration de bienfaisance pendant l'année écoulée , faire la répartition de la contribution proportionnelle des communes pour la caisse de charité , arrêter les mesures propres à assurer le service pendant l'année suivante , en établissant le budget , signaler les causes morbifiques , indiquer les moyens de les faire disparaître , proposer ceux qui , sous les rapports physiques et moraux , auront paru les plus propres à diminuer le nombre des indigents , etc.

Art. 14. — Les délibérations de l'assemblée générale et toutes les pièces propres à éclairer l'autorité seront transmises au préfet , qui les mettra sous les yeux du conseil général pour l'allocation au budget départemental de la somme destinée aux caisses cantonnales de bienfaisance.

CHAPITRE VI.

De l'admission dans les hospices des malades indigents des campagnes.

Art. 15. — Les pauvres qui ne pourront être traités à domicile seront admis à l'hospice du chef-lieu d'arrondissement ou du lieu le plus voisin, à la charge de la caisse de charité. Cette nécessité sera restreinte aux cas de blessures graves, à ceux qui nécessiteront de grandes opérations chirurgicales, ou à l'état d'isolement complet du malade. Ces cas exceptionnels seront très rares, à cause de la répugnance qu'éprouve l'indigent malade des campagnes à se séparer de la famille pour aller dans un hôpital recevoir des secours étrangers ; on devra , autant que possible , le faire soigner à domicile.

CHAPITRE VII.

Des médecins de charité.

Art. 16. — La commission cantonnale de santé admettra pour remplir les fonctions de médecin de charité tout praticien légalement reçu, offrant des garanties de moralité, et qui s'engagera à donner assidûment ses soins aux indigents malades de la circonscription rurale.

Art. 17. — La nomination à ces fonctions aura lieu dans l'assemblée générale et à la majorité absolue des suffrages.

Art 18. — La révocation d'un médecin de charité ne pourra être prononcée que dans l'assemblée générale annuelle, d'après un rapport motivé sur une enquête préalable, et à la majorité absolue des voix recueillies au scrutin secret.

Art. 19. — Les médecins de charité se transporteront partout où ils seront appelés pour donner leurs soins aux malades indigents de la circonscription. Ils pratiqueront les vaccinations, visiteront les enfants des hospices en nourrice dans les villages, s'occuperont de l'hygiène publique de concert avec les commissions cantonnales, indiqueront les moyens de récolter et de conserver les plantes indigènes, organiseront le service pharmaceutique et donneront aux commissions tous les renseignements ~~sanitaires~~ propres à améliorer et assurer le service sanitaire.

Art. 20. — Les médecins de charité rechercheront les causes et étudieront avec soin la nature et la marche des maladies.

Art. 21. — Il leur sera délivré des tableaux qu'ils rempliront et qui abrégeront le travail de leurs comptes-rendus trimestriels. Ces tableaux , au nombre de quatre , seront ainsi désignés :

1° Traitement des malades indigents ;

2° Visites des enfants des hospices en nourrice dans la circonscription ;

3° Vaccinations ;

4° Épidémies, hygiène publique, observations générales.

Le traitement des maladies contiendra en six colonnes les divisions suivantes :

1° Désignation de la commune ;

2° Nom et âge du malade ;

3° Nature de la maladie ;

4° Durée de la maladie ;

5° Terminaison de la maladie ;

6° Observations particulières.

Art. 22. — Les médecins de charité donneront, chaque semaine, dans un lieu et aux heures qui leur conviendront , des consultations aux indigents inscrits ou porteurs d'attestations de l'un des membres de la commission communale. Ils fourniront seulement la liste de ceux qui les auront consultés , sans les inscrire au tableau clinique dont on vient de donner l'indication.

Art. 23. — Au premier indice de mortalité dans une commune , ou lorsque le nombre des malades y excédera la proportion ordinaire , les médecins de charité, avertis par le maire , par l'un des membres de la commission cantonnale ou par la rumeur publique, se transporteront sur les lieux dans les vingt-quatre heures et se réuniront pour délibérer sur le caractère de la maladie et en donner avis à la commission cantonnale, laquelle prendra, à cet égard, les moyens qu'elle jugera convenables

Art. 24. — En cas de maladie épidémique ou contagieuse, les médecins de charité donneront immédiatement les premiers soins et en informeront la commission cantonnale. Celle-ci en avertira le sous-préfet, qui enverra sur les lieux le médecin des épidémies de l'arrondissement, lequel prendra, conformément aux instructions particulières à cette matière, la direction du service.

Des mesures seront prises de concert avec le conseil d'hygiène pour arrêter les progrès de l'épidémie.

Art. 25. — Les médecins de charité fourniront tous les ans au maire de chaque commune, qui la transmettra à l'autorité supérieure, après en avoir gardé copie, la liste des individus vaccinés dans le village, et de ceux qui y auront été atteints de la variole.

Art. 26. — Les médecins de charité seront chargés de constater tous les décès dans les communes rurales de la circonscription. Dans les certificats qu'ils délivreront pour l'état-civil, et dont ils garderont note, ils relateront l'identité de l'individu, la réalité de la mort, l'âge, le sexe, la profession, la nature de la maladie, les motifs qui obligeront à l'inhumation avant le terme fixé par le Code civil (art. 77), ou nécessiteront un délai plus ou moins prolongé au de-là des vingt-quatre heures voulues par la loi et généralement reconnues insuffisantes dans la plupart des cas.

Art. 27. — Les médecins de charité signaleront dans un rapport annuel présenté à l'assemblée générale, les maladies endémiques, en ajontant, s'il y a lieu, les réflexions sur les causes probables de ces maladies. La même recommandation est applicable en cas de maladies épidémiques dont ils observeront la fréquence ou la périodicité d'irruption, en indiquant le traitement prophylactique ou thérapeutique dont ils auront remarqué l'efficacité.

Dans ce rapport, qui doit contribuer aux progrès de la science en combinant les éléments propres à établir une statistique et une topographie médicales de chaque commune, et par suite de chaque département, les médecins présenteront des considérations tant sur l'état athmosphérique permanent ou accidentel de leur canton, que sur la nourriture, le vêtement, les travaux habituels, les habitations, le degré d'aisance ou d'indigence, les mœurs et les usages des habitants. Ils seront aidés dans ce travail par le médecin des épidémies.

ART. 28. — L'indemnité à accorder à chaque médecin de charité sera arrêtée, tous les ans, dans l'assemblée générale tenue au chef-lieu de canton. Cette indemnité, fournie par une allocation portée au budget de la caisse de bienfaisance rurale et à celui du département, sera proportionnée au nombre des voyages, aux distances parcourues, aux soins donnés, constatés par les rapports des commissions communales et ceux des médecins eux-mêmes. Ces documents, recueillis par une commission composée de membres des commissions communales et cantonnales, seront l'objet d'un rapport essentiellement et impartialement basé sur des faits incontestables (1).

____

(1) L'indemnité des médecins, variable selon les localités, m'à paru susciter, à cet effet, l'allocation d'une somme de 1,200 fr pour la plupart des cantons.

Les médecins de charité assistant d'ailleurs à l'assemblée générale et y ayant voix consultative, seront admis à faire valoir leurs droits et leurs réclamations.

Art. 29. — Il sera facultatif à la commission cantonnale d'attacher les médecins à l'administration de bienfaisance rurale par un traitement fixe très minime (1), et de leur accorder ensuite, sur une allocation spéciale divisée en sommes décroissantes, une indemnité proportionnée pour chacun d'eux aux services rendus constatés par les documents fournis à l'assemblée générale.

Art. 30. — Il sera décerné des médailles en argent, en vermeil et en or aux médecins de charité qui se seront distingués par leur zèle, leur dévouement, leur humanité.

Les longs services seront recommandés, comme pour les médecins des hôpitaux et ceux de l'armée, à la bienveillance du gouvernement, dispensateur des récompenses nationales.

CHAPITRE VIII.

De la Pharmacie.

Art. 31. — Il sera établi dans chaque commune une petite pharmacie, chez l'un des membres de la commission sanitaire. Le curé, appelé naturellement par une vocation toute providentielle à seconder le médecin, paraît devoir être plus particulièrement chargé du dépôt des ressources thérapeutiques.

Art. 32. — La plus grande partie de ces ressources

---

(1) La somme de *cent francs* pour traitement fixe de chaque médecin me semble suffisante.

sera puisée dans la *Flore médicale indigène*. A l'exception du quinquina et de la noix vomique , les végétaux exotiques peuvent être remplacés dans la médecine rurale par les plantes indigènes qu'on rencontre partout sous ses pas à la campagne.

ART. 33. — A cet effet , les médecins de charité, de concert avec les commissions communales , feront cultiver dans leurs jardins et dans ceux des habitants aisés de chaque village, les plantes médicinales qui leur seront désignées , et récolter pour être employées immédiatement ou conservées , celles qui croissent spontanément dans le pays. — Il sera pris des précautions pour les plantes vénéneuses.

ART. 34. — Néanmoins quelques autres substances, peu nombreuses et en petites quantités , seront nécessaires pour compléter la pharmacie. Ces substances, dont la liste sera arrêtée par la commission cantonnale et les médecins de charité, seront livrées par le droguiste au prix commercial , et dans leur état simple , afin d'en mieux constater la qualité.

ART. 35. — Les substances très actives ou toxiques seront placées, conformément à la loi, dans une armoire ayant une serrure semblable pour tous les villages , et dont les médecins de charité auront seuls la clef.

Ces médicaments seront délivrés aux malades ou à leurs familles par les médecins de charité eux-mêmes. Les substances simples pourront être données sur leurs ordonnances. Les mélanges (ou formules) seront exécutés par eux ou sur leurs yeux, et soigneusement étiquetés avec indication de la manière de les administrer.

CHAPITRE IX.

Associations à l'administration rurale de santé.

ART. 36. — Les bureaux de bienfaisance que possèdent les bourgs chefs-lieux de canton et quelques villages, pourront, moyennant un abonnement annuel, s'associer à l'administration rurale de santé pour l'assistance médico-pharmaceutique seulement. Il en sera de même des associations particulières de charité.

ART. 37. — Les ouvriers de la campagne, les ménagers, les habitants qui, ne possédant que les moyens de vivre péniblement en santé, deviennent pauvres quand la maladie les frappe, pourront aussi profiter des bienfaits de l'institution rurale de santé. Ils pourront, à cet effet, s'associer à cette institution moyennant une cotisation annuelle dont le maximum sera fixé par la commission cantonnale, et qui pourra ensuite varier en décroissant, suivant la position des familles, jusqu'à un minimum très faible.

ART. 38. — Des mentions honorables et des primes d'encouragement seront accordées aux pauvres qui, s'affranchissant par le travail, l'ordre et l'économie des secours de l'assistance publique, se feront inscrire comme associés, et marcheront d'un pas ferme et soutenu dans cette voie de régénération.

CHAPITRE X.

De l'établissement des Sœurs de charité.

ART. 39. — Dans les cantons qui offriront des ressources suffisantes, il sera établi une maison composée de trois à cinq Sœurs de charité qui auront pour mission, en se transportant dans les villages, de diriger les soins, éclairer les gardes-malades consoler les malheureux accablés sous le poids de la misère et de la maladie, de porter les secours de la charité privée, etc.

Il serait statué sur leurs attributions par des dispositions particulières et additionnelles au présent règlement.

CHAPITRE XI.

Des dons particuliers de la charité privée.

ART. 40. — Il sera ouvert un registre pour y inscrire les dons particuliers, soit en argent, soit en habillements, linge et autres objets en nature, chez tous les membres des commissions, qui en rendront compte à l'administration.

CHAPITRE XII.

Dispositions légales.

ART. 41. — Le présent règlement sera soumis à l'approbation du préfet et présenté au conseil général.

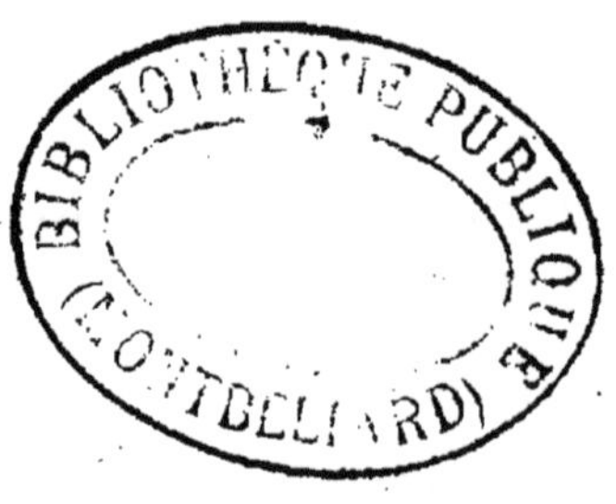

Reims, Imp. de P. REGNIER.

COUP-D'OEIL

SUR

LES RÉVOLUTIONS

DE L'HYGIÈNE.